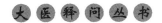

大医释问丛书

一本书读懂
前列腺疾病

主编　孙自学　陈　翔

U0364588

中原农民出版社

·郑州·

图书在版编目（CIP）数据

一本书读懂前列腺疾病 / 孙自学，陈翔主编 .—郑州：中原农民出版社，2020.10

（大医释问丛书）

ISBN 978-7-5542-2332-1

Ⅰ . ①一… Ⅱ . ①孙… ②陈… Ⅲ . ①前列腺疾病 - 防治 - 问题解答 Ⅳ . ① R697-44

中国版本图书馆CIP数据核字（2020）第164885号

一本书读懂前列腺疾病

YIBENSHU DUDONG QIANLIEXIAN JIBING

出版社：中原农民出版社

地址：河南省郑州市郑东新区祥盛街27号7层

邮编：450016　　　　　　　　　　　**电话：**0371-65751257

发行：全国新华书店

承印：新乡市豫北印务有限公司

开本：710mm×1010mm　　　　　　1/16

印张：9.5

字数：140千字

版次：2020年11月第1版　　　　　**印次：**2020年11月第1次印刷

书号：ISBN 978-7-5542-2332-1　　　**定价：**40.00元

本书如有印装质量问题，由承印厂负责调换

内容提要

ㅤ

前列腺是男性一个重要器官，随着科学技术的发展，现代医学对前列腺引发的一系列疾病，有了全新的认识，同时也给其诊断、治疗及预后提供了重要保证。为了让更多的男性朋友更加清晰、全面地认识前列腺及其相关疾病，并做好预防和治疗，特聘请长期从事男科研究及临床经验丰富的专家，向读者朋友介绍前列腺的相关知识。

ㅤ书中所提出的问题是男性朋友最关心，最常见、最具代表性的。全书详细介绍了前列腺、前列腺炎、前列腺增生、前列腺癌的相关知识。希望本书能为男性朋友预防前列腺疾病有所帮助，并能为医生朋友治疗前列腺疾病提供重要的参考。

良性前列腺增生

前列腺癌

基础知识

前列腺是男性特有的性腺器官，而前列腺相关疾病给男性带来了很多困扰和忧虑，甚至严重影响到一些患者的心理和生活。随着科学技术水平的提高，医学也得到长足的发展，学界对前列腺的生理、病理及相关疾病预防和治疗方面的认识也逐步完善。本章对前列腺的基础知识，包括前列腺的组织结构、前列腺相关疾病的易发部位、前列腺的功能、女性的类似前列腺组织，及中医学对于前列腺及其功能的认识，进行了详细论述，以让男性同胞更好地认识前列腺这位朋友。

 前列腺是一个什么样的器官？

前列腺是男性最大的附属性腺，家住盆腔，与"周围邻居"即组织器官关系很"融洽"。前列腺的前面是膀胱，后面是直肠，距肛门口约 5 厘米，所以检查前列腺有无问题时常通过指诊进行。前列腺的长相犹如一个倒置的栗子，可分为底、体、尖三部分及两个侧面，上端宽大部分形成前列腺的基底部，紧靠膀胱颈部下方，约 3 厘米长的后尿道由前列腺包绕，尖端向下；前列腺前方是耻骨后间隙，后方与直肠下段前壁相邻，中央有一条纵形的浅沟，医学上称为前列腺中央沟。正常成年男性前列腺大小：基底部横径约 4 厘米，纵径约 3 厘米，前后径约 2 厘米，重约 20 克。前列腺的两侧外上方是男性另一个附属性腺即精囊腺，精囊分泌的精囊腺液，是精液的主要组成部分。精囊的排泄管与输精管末端膨大部分逐渐变细，形成一条射精管，穿越前列腺后部进入尿道，前列腺中部有尿道穿过。精阜位于前列腺部尿道的中点，将此段尿道分为近侧和远侧两部分，近侧尿道具有在射精时防止精液逆流的作用，它本身也有控制尿液排放的功能。

前列腺内部主要由腺体组织和平滑肌构成，内有 30～50 个管状腺泡埋藏于腺体组织中，形成 15～30 条排泄管开口在前列腺中间两侧的隐窝中，前列腺分泌的前列腺液即由此排出。如果把前列腺构成的尿道看作是一个纵行管道，而射精管则如同横排的细管道。需要说明的是，前列腺发炎时，可能是前列腺的所有排泄管都有炎症，也可能是其中的几条排泄管有炎症。在取前列腺液时，如果没有按摩到有病的前列腺腺管，化验结果就会正常，但并不表明前列腺就没有炎症，必要时需要再次复查，或者出现前列腺炎的表现时就要积极治疗。

 解剖学上是如何对前列腺分区的？常见前列腺病易发部位有哪些？

按照前列腺的解剖结构可以把它分为两个侧叶、一个中叶和前后各一叶。按照与尿道的距离远近分为围绕后尿道的内层腺体，该部分腺体称为前列腺的移行区；外面的外层腺体称为前列腺的外周区；前列腺表面有一层致密的膜，称为包膜。

前列腺炎可发生于前列腺的任何一个部位；前列腺增生多发生于移行区；前列腺癌多发于外周区。这三种病会同时存在，也会单独发生。前列腺炎多发于青壮年男性；前列腺增生、前列腺癌则多发于中老年男性。

 前列腺有哪些功能？

前列腺在人体内主要起什么作用，也就是说前列腺的功能有哪些？一般来说，其功能主要有以下几个方面。

（1）控制尿液排泄和射精：因为前列腺实质内有尿道和两条射精管穿过。前列腺包绕尿道，与膀胱颈紧密相连，构成了近端尿道壁，参与构成尿道内括约肌，控制尿液从膀胱内排出；在射精时它的收缩功能可使前列腺部尿道的近侧部分闭合，防止精液返流入膀胱内，从而将输精管和精囊腺中的内容物经射精管压入后尿道，排出体外。前列腺发生炎症或增生，出现排尿异常的原因就在于此；若某些手术或药物等造成该括约肌损伤就会出现逆行射精，如有些糖尿病患者。

（2）外分泌功能：前列腺具有外分泌功能，它每天分泌 0.5 ～ 2 毫升的稀薄液体即前列腺液，是精液的重要组成部分，占精液的 25% ～ 30% 以上。前列腺液中含有许多精子的营养物质，同时还参与精液的正常凝固和液化过程，对维护男性的正常生殖能力发挥着重要作用。前列腺液的分泌受雄激素的调控。

（3）其他作用：前列腺也有一定的内分泌功能，会分泌少量的前列腺素；前列腺内还含有丰富的 5α- 还原酶，该酶可把睾酮转化为更有生理活性的双氢睾酮，双氢睾酮是前列腺增生发生的关键因素。

 女性有前列腺吗？

> 　　**案**　我曾遇到一位近 50 岁的女患者投诉我们科一位医生，她非常气愤地说该医生不会看病，乱开药、开错药，竟然给一位女士开治疗"前列腺增生"的男性专用药。我费了好大劲，解释了半天，才使患者终于明白该医生的做法并无错处，一场纠纷总算化解。对于不了解前列腺相关知识的患者，有意见，我们应该理解并给予正确的解释。

以前大家都认为，前列腺是男性的特有器官，女性是没有前列腺的。但研究发现，在女性尿道周围也有若干类似前列腺的腺体或腺体组织——被命名为"斯基恩氏腺"，它与男性的前列腺具有相同的组织来源，均源于胚胎时期的原始生殖腺，它能够产生使女性性欲增强的分泌物，女性在分泌这种液体时产生的快感及刺激与男性排精的快感是相同的。有些女性患者，尤其是中年后的患者，出现排尿困难如尿等待、尿线细等，的确是因膀胱颈部的"前列腺样组织"出现了增生，导致膀胱颈部受到压迫，从而出现排尿异常症状，因此有医生称为"女性前列腺病"或"女性前列腺增生"，也是没有错的。在治疗上，使用治疗良性前列腺增生的药物，如 α 受体拮抗剂等，也是合规、合理、合情的。对于这样的患者我们一定要做好沟通和解释工作，规避误解或纠纷。

中医学如何认识前列腺及其功能？

"前列腺"是现代医学名词，中医学则认为前列腺属于中医"精室"范畴，如《中西汇通医经精义·下卷》载："女子之胞，男子为精室。"《类经·十五卷》中称："胞，子宫也，在男则为精室，在女则为血室"等。关于其解剖位置，《类经附翼·求正录》载其居"直肠之前，膀胱之后，当关元、气海之间，男精女血，皆存乎此"。《云笈七签·诸家气法部》载其："正对脐第十九椎，两脊相夹脊中空处，膀胱下近脊是也，名曰命蒂，亦曰命门，亦曰命根，亦曰精室"。以上是古代医家对前列腺解剖位置的初步认识，在某些方面与现代医学对前列腺的认识颇为相似。

精室的生理功能除"藏精"以外，又有促进生殖之精成熟以及生育的功能。如唐宗海的《中西汇通医经精义》认为"精室，乃气血交会，化精成胎之所，最为紧要"；《医学衷中参西录》则认为精室为"生精之处"及"化精之所"。精室在形态上中空似腑，在功能上可以化生和储藏生殖之精而具备脏的功能，又能输送和排泄生殖之精而具有腑的特性，故具有奇恒之腑的特点。

精室的生殖特点是对精液的储藏、溢泻，既非藏而不泻，也非泻而不藏，而是在肾之秘固、肝之疏泄、心之主宰以及脾肺之升摄等脏腑功能的协同作用下，其开启与秘闭、盈满与溢泻维持于动态平衡。以上是中医学对于前列腺的相关认识，这些认识也说明了精室在男性生殖中的重要作用，以及精室与脏腑，如心、肾、肝、脾、肺的关系。

慢性前列腺炎

　　慢性前列腺炎是临床中前列腺相关疾病中最常见的，也是男性朋友们比较关心的疾病之一。对于慢性前列腺炎的病因，临床表现，如何检查才能确诊，能否彻底治愈，应该如何治疗，生活中有哪些需要注意的事项，饮食方面需要吃些什么，中医学是如何认识和治疗的，对男性有哪些影响等问题都是患者想迫切了解的。为了更好地指导患者，解除患者的困惑，更好地治疗慢性前列腺炎，下面对慢性前列腺炎的相关知识进行详细介绍。

前列腺炎病因

 什么是前列腺炎？

　　前列腺炎是指前列腺受到病原体感染（致病的微生物）和（或）某些非感染因素刺激（如久坐、过食辛辣等）而出现的睾丸或者骨盆区域如小腹部、会阴部等处疼痛或不适，排尿异常如尿频、尿急、排尿困难等临床表现。该病多见于成年男性，一般分为急性前列腺炎和慢性前列腺炎两类。

 为什么会得前列腺炎？

　　引起前列腺炎的原因很多，概括起来主要有以下几种：

　　（1）致病微生物感染：主要包括某些细菌、病毒、霉菌等，其中以细菌感染最常见。急性前列腺炎由细菌感染所致。慢性前列腺炎可由急性前列腺炎未彻底治愈转化而来，但大多数无急性感染过程。

（2）不良生活习惯：不良生活习惯导致前列腺长时间充血，是诱发该病的重要因素。如过度手淫、房事过度、忍精不射、长时间骑车、久坐、过食辛辣等，均可引起前列腺被动充血，久而久之就可诱发前列腺炎。

（3）尿液返流：有资料表明，非细菌性前列腺炎占慢性前列腺炎的80%～90%，有学者指出解脲支原体和沙眼衣原体可能是其致病原因，但证据不足，有待进一步研究。有人对非细菌性前列腺炎进行排尿期膀胱尿道造影，也就是说注入显影剂后进行照相，发现尿液返流严重，所以认为前列腺内尿液返流所造成的化学性损伤，可能是造成非细菌性前列腺炎发生的重要原因。

（4）其他：有研究发现，慢性前列腺炎患者的前列腺液和精浆中锌元素的含量较低。人体前列腺中含有抗菌物质，医学上称之为前列腺抗菌因子，是一种锌的化合物，但究竟是锌缺乏引起的慢性前列腺炎，还是慢性前列腺炎导致的缺锌，尚不明确。也有学者指出慢性前列腺炎不仅仅是局部的炎症，也是一种内分泌、免疫和神经系统等功能紊乱的全身性疾病，精神神经因素异常，如紧张、焦虑等，对慢性前列腺炎的发生也起着重要作用。

3 尿频就是得了前列腺炎吗？

> **案** 张先生，28岁，尿频4年余，认为自己患有前列腺炎而到处治疗，用了很多中西药，花费数万元，无效。该患者于2006年7月来医院诊治。我们给他做了相关检查后，未发现异常，问他晚上起夜次数是否多，他说不多；白天尿频，每次小便量也正常，且除了尿频之外无其他症状。由此可以基本判断该患者根本没得前列腺炎。

之所以会出现上述情况，一是患者对尿频这一症状认识不足，有的尿频属于正常，是因喝的汤水较多，或者饮食比较清淡，排泄较快所致；二是患者被某些不良宣传所迷惑，在自己的大脑中已经形成尿频就是前列腺炎的错误认识；三是有些不良医生不负责任或别有用心，既然患者认为自己得了前列腺炎，就下结论说患者患了前列腺炎。因慢性前列腺炎临床表现复杂，没有"标签"样症状，而尿频见于很多疾病，如尿道炎、膀胱炎、急性肾盂肾炎、尿道综合征等，所以出现尿频症状不能一概诊断为前列腺炎。

 阴囊潮湿就是前列腺炎吗？

> **案** 刘先生，31岁，2017年5月，以"阴囊潮湿4个月余"为主诉就诊。自认为得了前列腺炎，曾用罗红霉素、头孢等抗生素治疗1月余，阴囊潮湿没有任何改善。前列腺液常规分析：pH6.5，白细胞每高倍镜下2～3个，卵磷脂小体满视野。提示：前列腺没有炎症。患者除阴囊潮湿外，无其他症状，平素爱喝酒，喜食辛辣刺激性食物，每天抽1包烟，舌红，苔黄腻，脉弦数。遂让患者戒烟酒，清淡饮食，以肝胆湿热论治，中药治疗近半月，其阴囊潮湿症状消失。

临床上，这样的患者并不少见，出现阴囊潮湿就认为自己得了前列腺炎，实际上这一症状与前列腺炎没有直接联系。所谓阴囊潮湿是指阴囊皮肤表面无任何变化，但患者经常感到局部湿淋淋的，有的还表现为湿冷，即感到阴部既怕冷又潮湿，非常不舒服。出现这种情况主要是由阴囊皮肤皱褶较多，汗腺分泌旺盛，加上穿紧身内裤，特别是化纤类，局部通透性差，汗液不能及时散发所致。我们曾对200多位男性患者做过调查，结果70%以上男士有阴囊潮湿，其中40%以上有饮酒习惯，近30%形体过度肥胖，约15%卫生习惯较差。

中医认为阴囊潮湿主要是由脾虚湿胜、肝胆湿热、阴虚内热迫津外泄所致。如何消除这一症状呢？我们认为首先要注意个人卫生，洗澡后可用爽身粉或者滑石粉撒布阴囊部；要禁食辛辣食物，肥胖者要加强锻炼减肥；要穿透气性较好的棉质内裤；可以辨证使用中药治疗。

儿童、青少年会得前列腺炎吗？

经常有儿童家长问医生，小孩会得前列腺炎吗？青壮年男性是慢性前列腺炎的高发人群，儿童和青少年得前列腺炎的也时有发生，尤其是近些年来有增加的趋势。因为青春期发育成熟后，前列腺开始分泌前列腺液，通过遗精、手淫或性生活方式等定期排出体外，此时前列腺发生感染的概率就会增加，所以不良性刺激、过度手淫是导致青少年前列腺炎的主要原因。儿童、青少年患前列腺炎的特点是，常与其他尿路感染如精囊腺炎、尿道炎、慢性肾盂肾炎等并见，易导致误诊；常见症状多为尿频和排尿困难，特别是以往没有遗尿病史的儿童突然出现遗尿，或遗精频繁者，应怀疑前列腺炎的可能，要及时到医院就诊。

 手淫会引起前列腺炎吗？

> **案** 王先生，30 岁，未婚，2019 年 5 月，以"会阴部坠胀不适伴尿频 3 个月"为主诉就诊。饮酒或食用辛辣刺激性食物后加重，遗精后缓解。经过相关检查，确诊为慢性前列腺炎，在用中药内服和栓剂塞肛的同时，建议患者每周来医院做一次前列腺按摩，或手淫 1 次。这时患者突然问道：手淫不是可以引起前列腺炎吗？您怎么还让我手淫？

手淫又称自慰，偶发自慰是男性性生理发育成熟的标志，适度自慰可以缓解性紧张和性压力。手淫现象不仅在未婚男性中普遍存在，也存在于因夫妻分居、出差等原因无法正常过性生活的已婚男性群体。对慢性前列腺炎而言，定期适度的自慰可引流前列腺液，畅通腺管，排出细菌和毒素，对炎症的恢复具有一定益处。但是，如果过度手淫情况就不同了。我们知道，前列腺的供血非常丰富，而静脉血液的回流相对阻力加大，如果手淫过度，就会导致前列腺长期反复充血，容易加重静脉的回流障碍，使局部血液瘀滞、免疫力下降，细菌或其他病原微生物就易"乘虚而入"，从而可能诱发前列腺炎。由此可见手淫是否可导致前列腺炎，关键在于"度"的把握。

 霉菌、滴虫、支原体、衣原体能引起前列腺炎吗？

> 案 王先生，36 岁，2009 年 6 月，"以尿频、尿道灼热 3 年余"为主诉就诊。曾在几家医院诊治，细菌定位检查未见前列腺部细菌生长；按摩前列腺后取尿道分泌物支原体、衣原体检查，结果均正常。但前列腺液常规检查，pH 升高，卵磷脂小体减少，白细胞数量明显升高（每高倍镜下 15 个），给予头孢类，喹诺酮类，大环内酯类如阿奇霉素，四环素类如美满霉素等药物治疗，花费 2 万多元，却没有明显效果，又看中医、吃中药也无效。我们查看了他的诊疗记录后，高度怀疑霉菌或滴虫感染，通过前列腺液涂片检查，发现霉菌，诊断为霉菌性前列腺炎，通过正规抗真菌治疗 1 个月，而获痊愈。同时建议其配偶积极治疗。

霉菌、白念珠菌都是真菌的一种，也是常见的病原体，是一种致病菌。它在人体的口腔、肠道、男性的外阴尤其是包皮过长者、女性外阴和阴道中广泛存在，一般不会引起任何症状，但当人的抵抗力下降，或长期、大量使用抗生素，或使用糖皮质激素如地塞米松等，导致菌群失调时，它就成了致病菌。通过性接触，真菌可通过男性泌尿生殖道逆行感染到前列腺，而引起真菌性前列腺炎。

霉菌性阴道炎、滴虫性阴道炎是妇女的常见病，通过性接触，男性不但会得霉菌性前列腺炎，同样也可传染上滴虫性前列腺炎。滴虫性前列腺炎常继发于滴虫性尿道炎，临床症状与一般的前列腺炎相似。

支原体、衣原体能否引起前列腺炎，目前尚无定论，但我们认为如果配偶有支原体或衣原体感染，或曾有不洁性生活史，或常规使用抗生素治疗效果不佳时，首先要排除支原体、衣原体感染，或者诊断性抗支原体、衣原体感染治疗。

如何诊断霉菌性、滴虫性和支原体、衣原体性前列腺炎呢？其实很简单，按摩前列腺液直接涂片就可查出霉菌或滴虫；取前列腺液，或按摩前列腺后的尿液做支原体、衣原体分子诊断（RNA 或 DNA 检查）。当慢性前列腺炎经过几个疗程的抗生素治疗后，症状未见好转；或配偶有霉菌、滴虫、支原体、衣原体感染，或有不洁性生活史等，就要考虑霉菌、滴虫、支原体、衣原体感染的可能。一旦确诊，就要科学规范治疗，要去除病因，积极抗病原体治疗，同时配偶也要积极诊治，在没有治好以前，严格禁止性生活。

 为什么会得淋菌性前列腺炎？与其他细菌性前列腺炎有何区别？

> **案** 张先生，28 岁，2009 年 3 月，以"尿道灼热、小腹和会阴坠胀疼痛 1 年余"为主诉就诊。一年前因生意招待一位客户，酒后去了洗浴中心，与服务小姐发生了不该发生的事情，结果不到一天就出现尿道疼痛，有分泌物。遂到某医院就诊，确诊为急性淋菌性尿道炎（急性淋病），按医生要求按疗程输液治疗，结果仅治疗两天，症状就完全消失。后来因为去外地出差，就没有再治疗，可是三周后又感觉尿道不适且伴有会阴部坠胀。遂又去某医院，被诊断为慢性前列腺炎，经过治疗症状缓解，但过不了多久，又复发，如此反反复复。根据其发病情况，我们通过相关检查，最后诊断为慢性淋菌性前列腺炎，经过规范的中西医结合治疗 4 个月痊愈。2010 年 10 月随访未复发。

淋菌性前列腺炎，常发生于淋菌性尿道炎之后，有急性和慢性之分，其中慢性淋菌性前列腺炎较常见，多是从急性迁延而来，其致病菌为淋病奈瑟菌，好发于性活跃人群。多因急性淋病没有彻底治愈所引起，如未选用敏感抗生素，或抗生素用量不足，或者疗程过短，或性伴侣没有治疗，致使病情反复发作等。

淋菌性前列腺炎其临床表现与一般的前列腺炎相似。因人类缺乏对淋病奈瑟菌的自然杀灭能力，淋球菌感染前列腺后，往往"潜伏"在人体内，不易被发现和消灭，在人体抵抗力正常的情况下，与人体相安无事，一旦免疫力下降，如劳累、感冒、心情不好等，或遇某些诱发因素如过食辛辣、久坐等，就再次发作。淋球菌感染前列腺后的这种隐蔽性，就为我们确诊淋球菌性前列腺炎带来了一定困难，往往需要对前列腺液进行多次涂片检查，或淋球菌培养，或淋球菌分子诊断（RNA 或 DNA 检查）才能发现不典型的淋病奈瑟菌。

淋菌性前列腺炎一旦确诊，往往是首选敏感的抗生素静脉滴注，但效果并不理想，尤其对慢性淋菌性前列腺炎，我们建议可以采取于前列腺内注射敏感抗生素的方法，同时配合口服广谱抗生素以治疗耐药的细菌以及可能存在的混合感染。在采用抗生素治疗的同时，可配合其他疗法，如中医药疗法（中药口服、坐浴、直肠给药等）、局部微波照射、局部磁热疗等，以缩短疗程，提高疗效，早日治愈。治疗期间多喝水，严禁性生活，禁食辛辣，加强锻炼，性伴侣也要积极诊治，3 个月为 1 个疗程。在停用抗生素治疗 1 个月后，每周做一次前列腺液涂片检查，连续 3 次，如没有发现淋病奈瑟菌，才算基本治愈。淋菌性前列腺炎与其他细菌性前列腺炎的最大区别，就是具有传染性，治疗期间，必须禁止性生活，应夫妻同治。

 哪些人易得慢性前列腺炎？

案 有一次在河南省男科疑难病会诊现场，会诊一位 40 岁的慢性前列腺炎患者。当让他讲讲他的主要症状时，他从包里拿出一个本子，就如同做报告一样开始念了，说他从头到脚都不舒服，每天病情的一丁点变化和不舒服都在本子里写得一清二楚，足足写了 20 多页。专家一看这阵势，只好让他说主要的。由此可见有些患者的心理压力，或者说心理问题有多严重。

有研究表明慢性前列腺炎的发病与患者的性格有着密切关系。一般来说，那些性格内向，平素寡言少语，多愁善感，办事认真，不善于或不乐意与朋友、同学交流者，最易患慢性前列腺炎。他们得了前列腺炎也最不易治疗，因为他们过度关注病情，任何一个症状的变化他都能描述得"惟妙惟肖"，就如同上面会诊的那位患者，他能把每天每时每刻的症状变化记录得清清楚楚，如何时出现尿道滴白，何时小便是黄色，小便时尿道不适或疼痛，何时阴囊潮湿等。整日处于一种焦虑、紧张、恐惧不安之中，心理负担很重，这样又可加重病情，形成恶性循环。那些性格开朗，大大咧咧，爱开玩笑，心胸宽阔，整日无忧无虑者，不易患慢性前列腺炎，即使得上了前列腺炎也容易治疗。

长时间骑车、久坐、平素爱饮酒、爱吃辛辣刺激性食物、运动较少及不注意生殖系卫生的男性，也是前列腺炎最爱"搞事"的对象，这类男士可要小心啊。

为什么慢性前列腺炎患者不宜久坐和长时间骑车？

主要原因是前列腺的解剖结构（腺管细长其弯曲，在尿道处的开口较小等）和血液循环生理所决定的。如果坐的时间和骑车时间不长，一般对前列腺影响不大。如果久坐，会使会阴部血液运行速度变慢，可导致会阴和前列腺部慢性充血、瘀血，会使前列腺局部的代谢产物堆积，阻塞腺管，使分泌液排出不畅，日久导致慢性前列腺炎。此外，前列腺局部免疫力下降，也易诱发细菌的感染。调查发现，慢性前列腺炎患者中，汽车司机占比较大，这就充分证明了这一点。近年来，中学生发病率也有提高，我们分析，除了他们通过网络等渠道获得的不良性信息较多，容易造成过度自慰外，还与他们学习紧张，长时间坐着上课、写作业有关。至于长时间骑车（自行车、摩托车）对会阴前列腺部压迫更直接、更严重。我们大多都有这样的经历，长时间骑车后，会阴部会出现麻木不适，甚至疼痛、排尿不适或排尿困难。

现代医学认为，久坐时，因直肠静脉无静脉瓣，位浅壁薄和直肠黏膜下组织松弛，很容易导致痔静脉丛曲张和肛垫下移形成痔核，同样加重会阴部气血运行障碍，引起前列腺瘀血，诱发前列腺炎。

"忍精不射"或房事时间过长会引起慢性前列腺炎吗？

> **案** 我曾有一位老病友，慢性前列腺炎反复发作，最长3个月，最短1个月复发1次，复发时，会阴部坠胀，甚则疼痛，尿道灼热，时有排尿困难。每次均采用中医治疗，中药内服加中药熏蒸和中药塞肛，效果非常满意，但就是复发太频繁。他不抽烟，不喝酒，平常也非常注意锻炼，为什么总是复发呢？最后经了解，他性生活虽然有规律，但害怕妻子怀孕，几乎每次都"忍精不射"，或体外排精。

"忍精不射"、"动而不泄"或"交而不泄"，在我国传统的性观念中，认为是房事养生的一种方法，因为中医学认为精为先天之本，精宜藏不宜泄，不射精或者少泄精可以固护肾气，可以祛病延年。但当代性学家们多不支持这一观点，认为性生活中"忍精不射"不仅耗损人的体能，而且由于性器官持续充血，容易诱发生殖系统炎症，特别是前列腺炎的发生。

性学家指出，人类性反应周期有兴奋期、持续期、高潮期和消退期四个阶段，一次性活动只有完整、无障碍地完成这四个阶段，人们才能获得心理、生理的满足和快乐。那种"忍精不射"或故意延长性交时间的做法，使高潮期缺失，使大脑皮层和脊髓中枢长时间处于兴奋、紧张状态，前列腺、精囊腺不能尽快将分泌液排出，较长时间处于一种充血状态。经常反复出现这种情况，必然会诱发慢性前列腺炎、精囊腺炎，出现排尿困难，会阴、小腹或睾丸坠胀疼痛，甚至出现血精。此外，"忍精不射"可使已溢出的前列腺液、精囊腺液存储于后尿道，刺激前列腺反复充血水肿，或者病原微生物感染前列腺，从而诱发前列腺炎。

另外，现代医学研究表明，前列腺液中锌的浓度是血液中的数十倍，一种锌的化合物具有较强的抗菌作用，故称为前列腺抗菌因子。如果频繁射精，就会使前列腺中的锌大量丢失，致使前列腺的抗病能力降低，容易出现慢性前列腺炎，或前列腺炎反复发作。所以，为预防慢性前列腺炎的发生，或者防止慢性前列腺炎的复发，男性朋友要了解一些性知识，要保持规律的性生活，养成良好的性习惯，千万不可"忍精不射"，或房事时间过长。当然，性生活过频，或自慰过度，同样也可引起前列腺反复充血、水肿，从而诱发慢性前列腺炎。

 经常憋尿能引起慢性前列腺炎吗？

有些人由于工作性质特殊，工作太忙，习惯性经常憋尿，这对泌尿生殖系统的健康非常不利。所谓憋尿就是膀胱已经充盈，想解小便，故意忍着不去小便。经常憋尿会引起膀胱内压力升高，使尿液向上返流至肾脏，易诱发肾盂肾炎和输尿管炎。还会使膀胱过度充盈，膀胱壁变薄，引起膀胱肿胀充血、膀胱弹性及收缩力减退。因前列腺和膀胱相邻，易使前列腺发生慢性充血，可诱发慢性无菌性前列腺炎，或炎症逐渐蔓延至前列腺，从而使前列腺发生慢性炎症。另外，憋尿容易导致尿液返流。憋尿时使前列腺部后尿道压力升高，排尿时可发生尿液湍流，尿液返流进入前列腺，从而可诱发"化学性前列腺炎"，尿液中的某些病原体，还可导致细菌性前列腺炎的发生。所以平常我们要养成良好的生活习惯，多喝白开水，不要憋尿。

慢性前列腺炎的检查

 慢性前列腺炎要做哪些必要的检查？

（1）前列腺液分析：通过医生按摩前列腺收集前列腺液做常规分析，主要包括pH、卵磷脂小体、白细胞，并做霉菌、滴虫检查。正常前列腺液的pH为6.5左右，当有炎症时会升高。卵磷脂小体由前列腺分泌，是精子的主要营养物质，正常者为圆形或椭圆形、分布均匀、有折光性的小体，其形体略小于红细胞。在正常前列腺液中可见大量或满视野的卵磷脂小体，有的报告单上记为（++++）。当有炎症时卵磷脂小体会减少，并可出现成堆现象。

这是因炎症时炎症细胞大量吞噬卵磷脂小体的缘故。从白细胞数量来看，前列腺正常时，显微镜下每一个高倍视野应在 1～10 个；当有炎症时，会升高，一般在 10 个以上。但有的慢性前列腺炎白细胞数正常（详见前列腺炎的分类）。前列腺液中霉菌、滴虫检查应为阴性。有时在前列腺液检查的报告单上会写发现红细胞、精子，主要是因为按摩前列腺时用力过大或按摩到精囊腺所致，大可不必担心。

（2）前列腺炎六联检：这是近年推出的一种判断是否患有前列腺炎的新方法。其优点是，除了包括前列腺液常规分析的项目外，又检测了前列腺液中的柠檬酸、酸性磷酸酶及锌等，从而对前列腺功能也做出初步判断。

（3）前列腺指诊：指诊时主要了解前列腺的大小、质地，是否有结节，中央沟是否变浅或消失，是否有波动感，表面是否光滑等。前列腺有炎症时，有的腺体会有轻度压痛，有的腺体会增大，有的会变硬缩小。

（4）B 超检查：常用的有经直肠探测法和经耻骨上腹部探测法两种。前者不需要膀胱充盈（不用憋尿）就能检查，后者只有膀胱充盈后才能检查。可以检测前列腺大小、前列腺包膜是否光滑或增厚，回声是否均匀，经腹 B 超检查，还能够检测膀胱残余尿量的多少等。一般而言，经直肠 B 超检查的前列腺大小等情况与实际情况更相符，更准确。

（5）尿流率检查：如果条件许可，最好做该项检查。尿流率的测定，对判断慢性前列腺炎患者是否存在下尿路梗阻，以及治疗效果的好坏，具有一定的参考价值。

（6）细菌培养检查：为确定是否为细菌性前列腺炎，可以采用改良的"两杯法"进行细菌培养，即前列腺按摩前的中段尿液与前列腺按摩后的尿液，进行细菌培养。

此外，如怀疑前列腺肿瘤，可以查血前列腺特异性抗原（包括总前列腺特异性抗原与游离前列腺特异性抗原），必要时行磁共振（MRI）检查；判断是否已引起下尿路梗阻，可进一步做尿流动力学检查。

尿流率检查对慢性前列腺炎患者有必要吗？

所谓尿流率就是指尿流速度，即在单位时间内从尿道排出体外的尿量。尿流率检查临床上主要用于下尿路（也就是膀胱到尿道口这个通道）是否存在梗阻及其存在程度的判定。正常排尿主要取决于尿路通畅无障碍和膀胱逼尿肌功能的正常，尿液排出的力量主要来自膀胱逼尿肌的收缩。由此可见如果尿流率检查异常，在排除膀胱逼尿肌功能异常的情况下，可断定问题就出在尿路上，表示有梗阻存在。

尿流率的检查在慢性前列腺炎诊疗中也不乏使用。有研究表明：慢性前列腺炎可导致功能性尿道梗阻。为了使检查的结果更加准确可靠，患者应在检测前多喝水，因为如果尿量低于 150 毫升，其检查指标包括最大尿流率，其可靠性就很差。一般而言，尿量应在 200 毫升以上，最大尿流率大于 25 毫升 / 秒者，可以排除下尿路梗阻；小于 10 毫升 / 秒提示有梗阻存在的可能性。

 为什么我的前列腺液检查结果比上次还差？

对于治疗中的慢性前列腺炎患者，尤其在症状改善后，患者往往主动要求查前列腺液，来判定治疗效果，但时常会遇到前列腺液检查结果比治疗前还严重，原来白细胞仅仅 1 个加号，现在却变成了 2 个甚至更多，是不是病情加重了。在这里要告诉患者朋友，病情是否加重除了参照化验结果以外，关键要看患者的症状是否缓解，这也是近年来关于慢性前列腺炎治疗效果判定理念上的一个重大改变。慢性前列腺炎治疗的终极目标是改善患者症状，提高生活质量。不能将前列腺液检测结果作为疗效判定的唯一指标，因为前列腺液的检查结果受很多因素的影响。为使检查结果更加可靠，检查前患者要像做精液分析一样，禁欲 3 ～ 5 天，最好不要超过 7 天，不要长时间骑车和久坐，不要吃辛辣刺激性食物，否则就有可能引起前列腺液中白细胞数目高于正常；医生按摩前列腺时方法要正确，要在前列腺的两侧叶自外上方向内下方按压 2 ～ 3 次，我们称之为"倒八字"。注意手法要柔和，用力要均匀，切忌手法粗暴，用力过猛。若患者同时伴有尿道炎，前列腺液中的白细胞也会升高。此外，不同的实验室、不同的检测人员对检查结果也存在一定的差异。所以在对前列腺炎的诊断和治疗效果进行评估时，不能仅凭 1 次前列腺液检查结果，最好要做 2 ～ 3 次检查，并且要对其检查结果综合分析，只有这样才能客观、真实地反映前列腺炎治疗后的实际情况。

 做 B 超检查能确诊前列腺炎吗?

慢性前列腺炎的诊断主要依据患者的症状、病史、前列腺指诊和前列腺液分析。但某些情况下，如患者嫌不舒服不让按摩，或前列腺液无法取出，或需更准确了解前列腺大小等情况，应首选 B 超，如有条件最好做经直肠前列腺 B 超。经腹壁 B 超检查，正常前列腺的上下径线为 32.2±5.1 毫米，前后径线 23.3±4.8 毫米，左右径线 42.4±3.8 毫米。此外，为避免前列腺液分析的假阴性和反复检查，我们主张两项检查最好同时做，以互相参照更加准确。

 慢性前列腺炎患者是否都要做细菌定位检查?

慢性前列腺炎患者若能做细菌定位检查，对正确选择治疗方法，对慢性细菌性前列腺炎抗生素的合理使用，具有重要的指导意义。常用的细菌定位检查方法有:

(1) 四杯检查法：该检查方法被认为是前列腺炎诊断和疗效判断的"金标准"。具体方法是：先收集首段尿液 5 ～ 10 毫升（VB_1），以反映尿道情况；继续排尿液，再收集中段尿 5 ～ 10 毫升（VB_2），以反映上尿路（膀胱、输尿管和肾脏）的感染情况。然后按摩前列腺留取前列腺液（EPS），反映前列腺感染情况；之后再采集按摩后的尿液 5 ～ 10 毫升（VB_3），用于反映前列腺的感染情况。

(2) "二杯法"（PPMT）：以该方法代替传统的"四杯法"，方法是：仅取中段尿（VB_2），和轻按摩前列腺后的尿液（VB_3）进行尿常规和培养检查，可获得与四杯法同样的结果。由于该方法操作相对简单且准确经济，目前在临床上应用较多。

（3）中段尿和前列腺液细菌培养：这是一种改进的细菌学定位检查方法。用中段尿（VB_2）的定量培养筛选菌尿，用前列腺液非定量培养筛选前列腺感染。若中段尿及前列腺液的细菌培养为阴性，则细菌性前列腺炎的诊断不成立；若中段尿培养结果为菌尿，则让患者服用氟哌酸（诺氟沙星）2周后，再进行中段尿培养及前列腺液的细菌定位培养；如中段尿培养为阴性，前列腺液为阳性，则可诊断细菌性前列腺炎。

但由于慢性前列腺炎中非细菌性前列腺炎占80%～90%以上，另外上述的任何一项细菌培养定位检查方法相对于前列腺液常规分析来看，都比较麻烦，况且在标本的采集、运送等环节都有可能被干扰，所以检查结果的假阳性或假阴性时常发生。因此我们并不主张把该检查作为每个患者必查的常规项目，要根据具体病情而定。

 前列腺液细菌培养或细菌定位培养阴性就是非细菌性前列腺炎吗？

细菌定位培养是区分细菌性前列腺炎和非细菌性前列腺炎常用的方法。患慢性细菌性前列腺炎时，细菌的侵入并非涉及整个前列腺组织，可能仅限于前列腺的某一部分，或者炎症部位较深，按摩时医生不可能准确地选择到病灶部位，而只能按摩前列腺整体，采集的标本又仅限1～3滴，这就很容易遗漏含有细菌的前列腺液，使培养结果呈阴性。

慢性前列腺炎的反复炎症刺激导致病变周围纤维化，或者形成疤痕组织，或前列腺结石的梗阻，或者炎症充血水肿使病灶部腺管不通，致使采集的前列腺液不含细菌，培养的结果当然为阴性。

另外，前列腺液的培养过程中要经过取样、运送、接种和孵化等几个环节，前列腺液中的细菌在此过程中有可能受外界的不良刺激而死亡，因为离开机体的细菌生命力相当脆弱，此时的培养结果可能为阴性。

由于以上原因，医生在诊断慢性细菌性前列腺炎时一定要慎重，不能凭一次培养阴性即排除细菌感染的可能，必要时要让患者再查。有时为了使诊断准确，细菌定位培养要培养3次，若均为阳性且为同一致病菌生长，方能诊断。

 慢性前列腺炎应与哪些疾病区别开来?

案1 尹先生，25岁，2009年5月，以"排尿困难伴小腹疼痛2周"为主诉就诊。曾在某医院诊断为慢性前列腺炎，以抗生素和中药治疗10余天症状未见缓解，且排尿困难逐渐加重。彩超检查前列腺未见明显异常，双肾、输尿管也正常，膀胱残余尿量为120毫升。前列腺液常规分析正常。因此我们基本可以排除前列腺炎的可能，由于患者因排尿困难而非常痛苦，立即导尿处理，在导尿管进入膀胱口时阻力很大，通过后尿液顺利排出，去除尿管后患者小腹疼痛也缓解，排尿恢复正常，且排出大小约0.8毫米×0.6毫米的一枚结石。该病例是将尿道结石误诊为慢性前列腺炎。

案2 刘先生，40岁，2008年9月，以"尿频、尿急伴小腹、会阴部坠胀疼痛3年"为主诉就诊。曾辗转上海、北京等国内各大医院治疗，使用各种抗生素和中药治疗，花费数万元，症状无任何好转。前列腺液分析：pH 7.5，卵磷脂小体减少（＋），白细胞明显升高（＋＋）。泌尿系彩超检查双肾、输尿管、膀胱未见明显异常。但尿液常规分析提示镜下血尿。鉴于此我们建议患者进行膀胱镜检查，最后经检查并取膀胱活检诊断为间质性膀胱炎。这是一例慢性前列腺炎合并间质性膀胱炎的患者，之后我们以治疗间质性膀胱炎为主，兼顾前列腺炎，治疗2个月后患者各种症状明显好转。可能本例患者的症状与慢性前列腺炎没有直接关系。

案3 高先生，56岁，2008年9月，以"下腹部（盆腔区域）疼痛3个月"为主诉就诊。患者于3个月前无明显诱因出现下腹部疼痛，且进行性加重，站立、行走时明显。伴双下肢水肿，夜间肿甚，晨起水肿自行消失，小便正常。前列腺液分析：pH 6.4，卵磷脂小体

+++/HP，白细胞 2 ～ 5 个 /H；改良"两杯法"细菌定位培养阴性。前列腺特异性抗原正常；肝肾功能化验正常；红细胞沉降率（血沉）和 C 反应蛋白稍高。前列腺指诊：前列腺稍大，质软，中央沟明显，未触及结节，无压痛。初步诊断为Ⅲ型前列腺炎（Ⅲ B 型）。治疗辨证使用汤剂和中药栓，并联合理疗，治疗 3 月余，症状时而减轻，时而加重，反反复复，没有根本好转。怀疑是否是腰椎有问题，做腰椎 MRI 检查，未见明显异常。做腹部 MRI 检查，发现腹主动脉壁环形增厚（大于 1 厘米），最后经相关专业专家会诊，确诊为腹膜后纤维化。治疗以糖皮质激素冲击疗法，疼痛逐渐消失，之后以小剂量强的松（泼泥松）维持治疗近 8 年，遂痊愈。2018 年 10 月随访一切正常，身体健康。

据有关资料报道，由于慢性前列腺炎临床表现复杂，没有"标签"样症状，慢性前列腺炎的误诊误治情况比较常见，作为医者和患者都有责任。医者对相关疾病了解较少，体检不全面，病史询问不详，必要的辅助检查不做，或者太信任患者所说我得了慢性前列腺炎的判断；而患者对有关慢性前列腺炎常识性东西了解太少，或者被某些有关前列腺炎的错误宣传信息所诱导，坚信自己的判断，认为自己就是得了前列腺炎，对医生的诊治建议不听、不信、不做。根据我们的体会需要与慢性前列腺炎相区别的疾病主要有以下几种：

（1）尿道结石：患者会出现排尿困难，如尿线变细、尿滴沥甚至点滴而下，尿道疼痛，小腹胀痛或会阴部胀痛等。其症状常与尿道结石的大小、所在尿道位置有关。如果这些症状出现比较突然，尤其对年轻患者，就要高度怀疑本病的可能。有时由于结石较小，或者结石所在位置特殊，或者检查时受患者体位变化的影响，可能彩超也难于发现，如案 1 即是如此。一般通过体检触摸尿道，彩超、尿道平片或尿道造影就可明确诊断。如果条件不允许，可直接导尿看效果如何。

（2）间质性膀胱炎：该病以尿频、尿急、排尿困难、小腹部疼痛、会阴部疼痛、血尿为主要临床表现，与慢性前列腺炎的症状非常相似。尽管有的慢性前列腺炎也会出现血尿，但比较少见。如果患者有血尿的表现，无论是肉眼血尿还是镜下血尿，都要查清出现血尿的原因。间质性膀胱炎可以与慢性前列腺炎同时存在。诱发间质性膀胱炎的致病微生物可以通过尿液的返流进入前列腺，或者通过淋巴系统直接蔓延到前列腺，引起前列腺感染；慢性前列腺炎的特殊病理变化，也可以使前列腺内的致病微生物返流进入膀胱，彼此相互影响，使病情加重。

间质性膀胱炎目前病因不明，可能与自身免疫反应异常有关。临床诊断也比较复杂，一般要通过膀胱尿道镜检查和膀胱活检才能确诊。病例2之所以出现误治是因为有的医生考虑问题过于简单，必要的检查没有做，如尿常规，从而导致非常重要的一个信息"血尿"被漏掉。

（3）尿道狭窄：会出现排尿困难,尿线细。B超检查膀胱残余尿明显增多。一般通过详细询问病史，必要时通过尿道造影就能确诊。这类患者一般有尿道器械操作史如多次反复导尿，或通过尿道操作的一些手术如前列腺电切术，或有性病史如淋病、非淋菌性尿道炎等。

（4）精索静脉曲张：可以引起阴囊或睾丸坠胀疼痛，但多在患侧，站立、负重或长时间行走后症状加重，休息后可缓解或消失。此外，症状的轻重与精索静脉曲张的严重程度不成正比。一般通过体检，必要时B超检查就能确诊。据有关资料统计，患有精索静脉曲张的患者多数伴有慢性前列腺炎，所以在治疗时要详细评估一些症状与精索静脉曲张、慢性前列腺炎的关系，做到统筹兼顾，主次分明。

（5）慢性附睾炎：慢性附睾炎一般都有急性过程，多因急性附睾炎没有彻底治好而引起。也有少数患者没有急性过程，可出现睾丸、阴囊、会阴、小腹坠胀或疼痛。一般通过体检、详细询问病史，必要时通过B超检查可以明确诊断。

（6）前列腺增生：发病年龄多在50岁以上，排尿异常是常见症状，所以对50岁以上的患者，我们一定要考虑到这一点。前列腺增生与慢性前列腺炎可以同时并存。一般通过必要的检查不难鉴别。

除以上疾病外，其他如腹膜后纤维化、膀胱肿瘤、非淋菌性尿道炎、急性膀胱炎、急性肾盂肾炎、前列腺肿瘤、膀胱结石、输尿管结石等也要注意与慢性前列腺炎区别开来。

 慢性前列腺炎会引起哪些并发症？

（1）精囊腺炎：这是慢性前列腺炎最常见的并发症之一。精囊腺是一对椭圆状囊性器官，位于前列腺的后上方，二者均开口于后尿道，在性生活或遗精时排出的炎性前列腺液可逆行进入精囊，从而诱发精囊炎。精囊炎典型的临床症状就是排出的精液中带血，即血精。

（2）附睾炎：有时慢性细菌性前列腺炎可诱发附睾炎，可急性发作，也可直接表现为慢性附睾炎。急性期可突然出现睾丸肿大疼痛，局部阴囊皮肤发红；慢性期睾丸坠胀，体检附睾肿大，质地较硬。一般睾丸、附睾界限清楚。如果双侧附睾同时发炎，又没有彻底治好的话，有可能会引起输精管阻塞或不完全阻塞，导致少精子或无精子症。

（3）精液不液化：刚射出的精液呈"果冻"状，这是保护精子的一种自然方式，而这一状态的维持，需要由精囊腺分泌的一种"凝集素"来完成。但精液很快就变成水一样的液体，以便于精子游动而授精。这个过程医学上称为"精液液化"，一般发生在室温下1小时以内。而这一状态的转变，取决于前列腺分泌一种"液化素"，并且与"凝集素"要保持一种稳定的平衡状态才能实现。如精液液化超过1小时，就是"精液液化障碍"。患慢性前列腺炎时"液化素"常分泌不足，从而引起精液液化障碍，致使男性生育力下降。

（4）神经症（精神官能症）：由于不少患者对慢性前列腺炎的认识比较肤浅，再加上受到某些不正确宣传的误导，如慢性前列腺炎可引起性功能障碍，会导致不育，影响"传宗接代"等，致使他们整日忧心忡忡、焦虑、恐惧，久而久之就会出现失眠、多梦、头晕、耳鸣等症状。慢性前列腺炎本身对身体造成的伤害，远没有这种心理压力大。这样的心态，性功能不出现问题才怪呢！

（5）性功能障碍：常见的有早泄和勃起功能障碍。有研究表明，慢性前列腺炎与早泄可能存在一定的相关性，可能是引起早泄的原因之一，也就是因炎症的充血、水肿刺激而过分敏感，而引发早泄。当然也可能与该病病程较长，病情反复，患者心理压力大有关。临床上的确有一些前列腺炎的患者，性生活正常，因此前列腺炎的严重程度与性功能是否正常，还需要进一步的深入研究。

 怎样自我判断慢性前列腺炎？

慢性前列腺炎表现各异，没有"标签"样症状，且炎症轻重与症状不成正比。有的患者前列腺液中含有大量白细胞或脓细胞，但无症状或症状不明显，也就是说慢性前列腺炎并非都有症状，但有的前列腺液检查几乎正常，患者却有明显的症状表现。常见症状归纳如下：

（1）排尿异常：尿频、尿急、尿不尽、尿等待、尿道灼热，有时患者在小便末或大便时尿道口有白色液体溢出，由于为前列腺液，故称为前列腺溢液，也叫尿道滴白。

（2）疼痛坠胀：由于持续的慢性炎症刺激，常可引起下腹部、腰骶部、腹股沟、会阴部、睾丸等处坠胀、疼痛。

（3）性功能障碍：主要表现为性欲降低、勃起障碍、遗精等。但需要指出的是许多慢性前列腺炎患者伴有的性功能障碍，其原因不在前列腺炎本身，而是由于患者紧张、恐惧、焦虑等心理因素造成的。

（4）全身症状：可表现为乏力、腰膝酸软、头晕耳鸣、注意力不集中、失眠多梦等。

一般根据以上症状表现，结合病史如有无泌尿系感染史、有无过度手淫史或者房事过度史、久坐等，可以做出初步判断，必要时应做相关检查，明确诊断及时治疗。

慢性前列腺炎相关问题

 前列腺炎是如何分类和诊断的?

> **案** 张先生,31 岁,以小腹、会阴部坠胀疼痛就诊,检查前列腺液正常,又通过相关检查排除其他疾病后,我们还是给他诊断为慢性前列腺炎。患者非常迷惑,前列腺液不是正常吗,为什么还诊断为前列腺炎?

回答这个问题,实际上这涉及前列腺炎的分类和诊断问题。传统分类将前列腺炎分为急性前列腺炎和慢性前列腺炎。根据不同的病原微生物感染分为细菌性前列腺炎、非细菌性前列腺炎、盆腔疼痛综合征、真菌性前列腺炎、滴虫性前列腺炎和淋菌性前列腺炎等。这种分类方法虽然临床使用很多年,但其不足之处也逐渐显现,尤其对盆腔疼痛综合征的诊断,因为症状和前列腺根本没有任何关系。为此,1995 年,美国国立卫生院(NIH)在以往分类的基础上提出了新的分类方法,具体介绍如下:

(1) Ⅰ型:急性细菌性前列腺炎。前列腺的急性感染,主要为革兰氏阴性细菌,主要表现为发热和尿路感染症状。前列腺指诊触痛明显。

(2) Ⅱ型:慢性细菌性前列腺炎。以下尿路感染反复反作为特征的慢性前列腺感染。目前许多慢性前列腺炎患者的前列腺液培养中可出现革兰氏阳性菌,其中以金黄色葡萄球菌居多,但这种细菌是否一定存在于前列腺内,以及对前列腺是否有致病性也存在争议。

(3) Ⅲ型:慢性非细菌性前列腺炎又称慢性盆腔疼痛综合征(CPPS),分为Ⅲ A 型(炎症性的慢性盆腔疼痛综合征)和Ⅲ B 型(非炎症性的慢性盆腔疼痛综合征)。Ⅲ型前列腺炎是临床最常见的类型,患者以小腹、会阴、睾丸等部位不适或疼痛为主症,可伴有排尿异常和性功能下降症状。

ⅢA型前列腺炎也称为无菌性前列腺炎，是前列腺炎中最常见的一种，其特征是患者的前列腺液，或按摩前列腺后的尿液标本中存在有诊断价值的白细胞。ⅢB型前列腺炎的特征是患者的前列腺液，或按摩前列腺后的尿液标本中不存在有诊断价值的白细胞。

（4）Ⅳ型：无症状的炎症性前列腺炎（AIP）。患者无任何症状，但在前列腺液，或前列腺按摩后尿液标本，或前列腺的活体组织中存在炎症反应的证据。对待这类患者，如果不存在生育方面的问题，我们原则上不予治疗。据有关资料报道，临床上Ⅰ型、Ⅱ型前列腺炎占 5%～10%，Ⅲ型前列腺炎占 90%～95%。NIH 四型前列腺炎的临床特征见下表。

NIH 分类的各类型前列腺炎临床特征

前列腺炎类型	尿路感染病史	肛诊异常	前列腺液中的白细胞	前列腺液培养	常见致病菌	抗生素治疗反应	对尿流率影响
Ⅰ	有	有	＋	＋	大肠杆菌	有	有
Ⅱ	有	±	＋	＋	大肠杆菌	有	±
ⅢA	无	±	＋	－	无	常无效	有
ⅢB	无	无	－	－	无	无	有
Ⅳ	无	无	＋	±	±	±	无

注："＋"代表有或超过正常标准；"±"表示可疑；"－"表示无，或没有意义。

目前，多数医生采用 NIH-CPSI 评分系统，来评价前列腺炎的病情程度及治疗后的疗效。

 NIH-CPSI 的具体内容是什么？

NIH-CPSI 是由美国国立卫生院组织专家制定的用积分形式评估慢性前列腺炎病情程度和治疗效果的工具系统，包括 9 个问题，主要反映前列腺炎的疼痛和排尿严重程度以及对患者生活质量的影响情况。具体内容如下：

慢性前列腺炎症状指数评分表（NIH-CPSI）

近1周中

题目/评分标准							得分
1.近1周你经历了哪个部位疼痛或不适？	A. 在直肠（肛门）和睾丸（阴囊）之间及会阴部	是（1分）		否（0分）			
	B. 睾丸	是（1分）		否（0分）			
	C.阴茎的头部（与排尿无关）	是（1分）		否（0分）			
	D.腰部以下，膀胱或耻骨区	是（1分）		否（0分）			
2.近1周你经历了哪种不适？	A.排尿时疼痛或不适	是（1分）		否（0分）			
	B.性高潮时或之后射精疼痛	是（1分）		否（0分）			
3.近1周你是否上述部位疼痛或不适？	从没有（0分）	很少（1分）	有时（2分）	经常（3分）	通常（4分）	总是（5分）	
4.下列哪个数字能最好描述你近1周发生的疼痛或不适的"平均程度"？	无感0	1　2　3	4　5	6　7	8　9	最疼10	
5.近1周，在完成排尿后有多少次排尿不尽？	没有（0分）	少于1/5（1分）	少于1/2（2分）	大约1/2（3分）	多于1/2（4分）	总是（5分）	
6.近1周，在完成排尿后有多少次在2小时内又排尿？	没有（0分）	少于1/5（1分）	少于1/2（2分）	大约1/2（3分）	多于1/2（4分）	总是（5分）	
1~6题分数合计							
7.近1周，有多少次你的症状影响你的正常工作？	没有（0分）	少于1/5（1分）	少于1/2（2分）	大约1/2（3分）	多于1/2（4分）	总是（5分）	

续表

近1周中							
题目/评分标准							得分
8.近1周，多少次你想到你的症状？	没有（0分）		仅一点（1分）		一些（2分）	许多（3分）	
9.如果以后的日常生活中，过去1周出现的症状总是伴随着您，您会感觉怎样？	快乐（0分）	高兴（1分）	满意>1/2（2分）	满意≅1/2（3分）	满意<>1/2（4分）	不高兴（5分）	难受（6分）
1~9题分数合计							

说明：1. 病情（1～6题总分之和）轻中重分级：轻（0～9分），中（10～18分），重（19～31分）；2. 总分（1～9题总分之和）：0～43分可以用于每位患者治疗前后的自身对照。

 什么是新的慢性前列腺炎评价系统——UPOINT 表型评估系统？

慢性前列腺炎病因复杂，病机不明，是一个多因素导致的疾病，很难用单一理论解释其生理病理过程。临床上用单一疗法，很难获得满意的疗效，目前多主张综合治疗。NIH-CPSI 评分系统尽管使用较为广泛，但其局限性也比较明显，即该系统主要着眼于排尿和疼痛症状，缺乏对患者心理异常、感染情况等症状的评价，无法对这些症状采取针对性治疗，难以获得满意的疗效。有学者提出了慢性前列腺炎个性化特征的临床评估工具——UPOINT 表型评估系统，用于指导临床治疗和疗效评价。

UPOINT 表型评估系统是根据患者的临床特征，将患者分为一个或多个表型，每一个表型给予针对性的治疗方法，具体内容如下：

（1）尿路症状——U 分型：如尿频、尿急等。建议运用 α 受体拮抗剂如多沙唑嗪等。

（2）社会心理异常——P 分型：如抑郁等负面情绪。建议进行心理咨询、认知行为治疗、抗抑郁抗焦虑等治疗。

（3）器官特异性表现——O 分型：包括特异性前列腺疼痛、前列腺液中白细胞增多等。建议运用 α 受体拮抗剂如多沙唑嗪、5α - 还原酶抑制剂及植物制剂等。

（4）感染——I 分型：排除急性或慢性细菌性前列腺炎（I 型和 II 型前列腺炎），前列腺液内存在革兰氏阴性杆菌或革兰氏阳性球菌，或与其他病原体感染有关，过去对抗生素治疗有效。治疗可以选用敏感性抗生素。

（5）神经性功能障碍——N 分型：表现为超出腹部和盆腔区域的疼痛、慢性疲劳综合征、纤维肌痛和肠易激综合征。建议治疗的措施有应用神经调节剂（如三环类抗抑郁药物）及相关疾病的特异性治疗。

（6）肌肉压痛——T 分型：表现为会阴、盆、侧壁压痛和（或）肌肉痉挛，或扳机点。建议治疗措施有使用骨骼肌松弛剂、针对盆腔的物理治疗及综合治疗等。

该评价系统，能够对慢性前列腺炎患者做出全面评估，有利于个体化治疗方案的实施，但关于症状表型的分类还存在一定的争议。譬如，该系统并未对慢性前列腺炎患者常常伴有的性欲降低、勃起功能障碍和射精功能障碍等临床症状进行评估。因此，该评估系统也有待进一步完善。

 慢性前列腺炎可以引起前列腺特异性抗原（PSA）升高吗？

前列腺特异性抗原是筛查前列腺癌常用的指标之一，但不是特异性指标。它是由前列腺腺管和导管上皮分泌的一种蛋白。前列腺特异性抗原升高与很多因素有关，如前列腺增生、年龄等。临床上确有慢性前列腺炎患者的前列腺特异性抗原升高，这可能是因炎症破坏了前列腺腺管及原有生理屏障的完整性，使前列腺腺管及管状腺泡内的前列腺特异性抗原渗漏进入血液循环，从而引起前列腺特异性抗原升高，但也不排除前列腺癌的可能。所以对前列腺特异性抗原升高的慢性前列腺炎患者我们一定要慎重对待，必要时进行前列腺穿刺检查。

精索静脉曲张能引起慢性前列腺炎吗?

精索静脉曲张是青壮年男性的常见病,是因包绕精索的精索静脉和蔓状静脉丛扩张、迂曲,进而出现相关症状,如睾丸坠胀、疼痛等。而这些症状与慢性前列腺炎的表现有一定的相似性。有研究数据显示 20.1% 的精索静脉曲张患者合并慢性前列腺炎,而精索静脉曲张合并慢性前列腺炎者达 32.5%。目前研究证实,精索静脉曲张与慢性前列腺炎有着彼此影响、相互促进的解剖、病理生理基础。

病理解剖证实,89.4% 的慢性前列腺炎患者有前列腺静脉丛扩张,病理改变局限在前列腺外周区,与尿液反流引起前列腺炎分布不一致,而精索静脉的附近常与肾静脉、肾被膜静脉、输尿管静脉及腰静脉丛吻合,精索静脉自身的平行吻合支也多。解剖学已经证实,精索静脉、痔、前列腺静脉丛扩张有解剖学上的相关性,也就是说生殖静脉与盆腔静脉丛之间可能存在广泛的交通压力与炎性介质,从而使周围感染影响前列腺,尤其在慢性前列腺炎缺乏明确病因时,多考虑盆腔静脉疾病所致,目前多用"盆腔静脉性疾病一体化"这一称谓。

 我的前列腺液不易按出是不是就意味着病情严重?

我们在门诊给患者作前列腺按摩时,碰到一些前列腺液不能获得或收集得很少的患者。他们心理压力很大,认为自己病情严重,不然为什么没有前列腺液呢?其实这种担心没有必要。我们知道前列腺的位置较深,其分泌的前列腺液,要经过前列腺管排入尿道,而个别人的前列腺管与尿道呈直角或斜行进入尿道,因此,分泌的前列腺液不易排出而发生淤积;尤其是当前列腺发生感染,前列腺充血加重,分泌物增多,很容易形成脓栓而填塞前列腺管,导致引流不通畅而淤滞于前列腺内。其次,同一位患者在不同阶段,前列腺液的分泌量也有差异。

得了慢性前列腺炎是否需要禁欲？

关于这个问题，我们要科学认识、正确对待。有的患者由于性生活过度可以导致前列腺充血，加重慢性前列腺炎，不利于其康复；有的患者害怕将炎症传染给妻子，所以就干脆拒绝性生活，其实这样做是错误的。

首先，前列腺有炎症时，前列腺组织内会有相当数量的病原微生物及其产生的毒素和炎症细胞，没有性生活时前列腺液积聚在腺泡内无法排出。这些微生物不断繁殖，即使某些微生物被杀死，它们也会以一种"死尸"的角色继续危害人体。所以应该将它们排出体外，以推陈出新。如何排出体外呢？最好的方法就是有规律的性生活。此外，性生活过程中的射精动作，可使前列腺的平滑肌收缩，促使前列腺液排入尿道，所起的效果比前列腺按摩还好。至于担心性生活会把炎症传给妻子，更是毫无必要，因为90％以上慢性前列腺炎为慢性非细菌性前列腺炎，即使是细菌性前列腺炎，也是一般的致病菌，不具有传染性。只有一些特殊感染的前列腺炎才会传染，如淋菌性前列腺炎、霉菌、滴虫性前列腺炎，只要排除了这些，大可放心。若实在是担心，可以使用避孕套。

其次，从避免前列腺充血的角度来看，禁欲也不可取。因为慢性前列腺炎患者多为青壮年，处于性活跃期，前列腺液分泌比较旺盛，长时间不能排出，或者长时间没有射精，就会产生一种把强烈排出去的欲望。如果欲望不能满足，不仅不能降低性兴奋，缓解前列腺充血，反而还会使前列腺充血加剧，加重慢性前列腺炎。这类患者在性生活后症状往往能够缓解。

再者，如果长时间没有性生活，还会导致患者性欲下降，甚至出现性淡漠、勃起功能障碍、早泄等症状，也就是大家经常所说的"废用性功能障碍"。

由此可见，慢性前列腺炎患者不可禁欲，应根据自己的年龄和身体状况，保持有规律的性生活，一般应每周或10天1次，未婚青年也应10天左右排精1次，以促使炎症消退，加快慢性前列腺炎的康复。当然，患者如果性生活后症状反而加重，或患有特异性前列腺炎如淋菌性、霉菌、滴虫、衣原体或支原体性前列腺炎等，应禁欲。

慢性前列腺炎影响生育吗?

案 李先生，28 岁，以不育 3 年多来我们医院就诊。患者已看过多家医院，都说是慢性前列腺炎引起的不育，治疗方法如抗生素静脉滴注、尿道给药、磁疗微波，还有所谓的"新疗法"等，结果精子质量不但没有好转，反而越来越差。前列腺液分析：pH 为 6.5，卵磷脂小体为（＋＋），白细胞（1～5 个），患者的确是患有前列腺炎；精液分析：死精子症；生殖系体检：左侧精索静脉Ⅱ度曲张，双侧睾丸、附睾、右侧精索未见明显异常。我们采取中西医结合疗法（手术联合益肾通络方中药）治疗 3 个月后精子质量明显好转，4 个月后妻子怀孕。

有些医疗机构为了吸引患者，宣传上故意夸大慢性前列腺炎对生育的影响，使患者产生了很大的思想压力。慢性前列腺炎到底是否影响生育？从理论上讲，由于前列腺液是精液的重要组成部分，当患慢性前列腺炎时，对精液的量、pH、精子活动率、精子活动力、精液液化等会有影响，从而导致不育，但事实并非如此。有些患者症状很重或者前列腺液中有较多的白细胞，但并未影响生育力。所以科学认识慢性前列腺炎对生育的影响非常重要，完全否定或夸大对生育的影响都是不正确的。

北京协和医院李宏军教授曾组织 7 家医院的男科医生进行了大规模的"慢性前列腺炎对生育能力影响"的调查，他们选择因不育来就诊的患者，详细询问前列腺炎相关病史和临床症状，做前列腺指诊、前列腺液和精液分析，结果发现慢性前列腺炎在男性不育患者中相当普遍，在 534 例男性不育患者中有 209 例伴有慢性前列腺炎，同时发现慢性前列腺炎可增加不育男性的精液不液化的发生率（22.7%），但对精液的其他参数没有明显影响，表明前列腺炎对生育力的影响不大。

有些男性不育患者虽然同时伴有慢性前列腺炎，但是它对生育的影响是有限的，由于男性不育是多病因导致的结果，治疗时切不可盲目只治疗前列腺炎，要全面分析，综合调理，只有这样才能获得满意效果。

慢性前列腺炎对精液质量的影响，主要体现在以下几方面：①影响精液酸碱度。患有前列腺炎时，精浆中的酸性物质增加，酸碱度下降，当 pH 6.5 左右时，精子活动力将受到极大影响。另外，精液中的白细胞增多也会改变精液的酸碱度。②影响精子活动率或精子活动力。慢性前列腺炎时，精浆中白细胞增多，同时精浆中可能会有一些细菌及毒素，从而破坏精子的生存环境，影响精子的存活或活动能力。③影响精液的黏稠度和液化状态。患有慢性前列腺炎时，前列腺分泌的一种"液化因子"减少，或精液中液化酶的活性降低，从而引起精液的黏稠度增加，或导致精液液化不良。

 慢性前列腺炎会传染吗？

慢性前列腺炎患者经常担心炎症会传染给妻子，因此长期拒绝性生活；有些妻子也因惧怕被传染而故意冷落丈夫，长此以往不但不利于前列腺炎的康复，还会影响夫妻感情。那么，慢性前列腺炎到底会传染吗？我们知道慢性前列腺炎中绝大多数为非细菌性前列腺炎，即使是慢性细菌性前列腺炎，一般都是大肠杆菌等感染所致，这种感染医学上称之为前列腺的非特异性感染。这种类型的前列腺炎一般不会传染给女方，因为女子阴道内有较强的自洁抗菌能力；如果是淋球菌、霉菌、滴虫感染所致的前列腺炎，医学上称之为特异性前列腺感染，具有一定的传染性，此时应禁止性生活，以免传染给女方而致淋菌性阴道炎或霉菌、滴虫性阴道炎；对非细菌性前列腺炎的前列腺液中或精液中培养出支原体者，或检查出衣原体感染者，也应在支原体、衣原体转阴前禁止性生活。需要指出的是一旦男方查出前列腺特异性感染，妻子或性伴侣都要及时检查同时治疗。一般而言，致病菌明确后，经过20多天的针对性、规范化的治疗，致病菌多可杀死，而它所引起的前列腺炎症变化仍可存在，仍有相应的症状表现，但此时已无传染性，可进行正常性生活。

慢性前列腺炎可以引起性功能障碍吗？

许多慢性前列腺炎患者害怕会影响性功能；有的慢性前列腺炎患者伴有性功能障碍如早泄、性欲下降或者勃起障碍（ED）等，就认为是前列腺炎所致。实际上出现这种情况多是因患者得了前列腺炎后紧张、焦虑甚至抑郁等心理压力过大所诱发，或者性生活后导致小腹、会阴或睾丸疼痛加剧，或射精疼痛等，从而逐渐对性生活失去兴趣。患者出现这种性功能障碍的情况与慢性前列腺炎本身没有必然联系。因为我们知道正常的阴茎勃起有赖于阴茎的正常生理结构（阴茎海绵体、阴茎动脉、阴茎静脉等正常）、各种神经支配功能的正常发挥、阴茎海绵体供血正常及内分泌功能的正常调节。而慢性前列腺炎的基本病理变化就是前列腺组织的充血、水肿和腺体的分泌不畅，不影响阴茎正常勃起的任何一个环节。

慢性前列腺炎对性功能有一定的影响，但不是绝对的，对其认识要科学、全面。慢性前列腺炎患者首先要有良好的性心理和性态度，非特殊情况（如急性期或具有传染性）下，不要禁止性生活，要保持其规律性，这样对慢性前列腺炎的恢复也有利；其次，不要相信某些广告的"夸大其词"，不要轻信那些所谓的"前列腺炎的新疗法"，要到正规医院的男科诊治；最后，对伴有性功能障碍的慢性前列腺炎患者，治疗时要统筹兼顾、综合分析、主次分明，切忌专治前列腺炎而贻误病情。

 慢性前列腺炎可引起勃起功能障碍吗？

慢性前列腺炎对性功能的影响有限，因为在临床上大部分该病患者并不存在性功能障碍方面的问题。从相关研究来看，对前列腺炎的勃起障碍（阳痿），多认为非前列腺炎本身的器质性病理组织改变所引起，可能与患者的心理因素如焦虑、抑郁和恐惧等有关。有研究发现，同一类型前列腺炎勃起障碍的发生率，与反映慢性前列腺炎病情的程度的症状评分，或前列腺液中白细胞数无明显相关性；不同类型前列腺炎勃起障碍的发生率相近，差异无显著性，与前列腺炎的类型没有关系。还有研究表明，针对慢性前列腺炎治疗，病情好转后，勃起障碍没有明显变化。

 慢性前列腺炎可引起早泄吗?

所谓早泄是指射精发生在阴茎进入阴道之前，或进入阴道时间较短，一般认为低于 2 分钟。早泄发生的病理生理基础是射精中枢刺激阈值过低；或射精中枢的兴奋性过高；或生殖器感觉神经兴奋性异常增高。前列腺发生炎症时，因为充血、水肿刺激而过分敏感，患者难以控制射精的冲动，射精的阈值降低，会过早射精。也可能与前列腺炎患者的心理压力较大有关，如焦虑、抑郁会过恐惧等。但也有前列腺炎患者，性生活完全正常。

由此可见，慢性前列腺炎能否引起早泄，因人而异。研究表明，前列腺炎与早泄可能存在一定的相关性，但前列腺炎的轻重程度与早泄不成正比，其发生机制尚未完全清楚。对慢性前列腺炎伴有早泄的患者，其早泄是否均由慢性前列腺炎引起，我们一定要综合分析，做出正确评价，以便针对性治疗。

13 **慢性前列腺炎久治不愈会导致前列腺增生和前列腺癌吗?**

不少患者朋友都有这样的顾虑：慢性前列腺炎久治不愈，是否会转变为前列腺增生或前列腺癌，结果整日胡思乱想，思想压力很大。其实，从目前的研究结果来看，它们之间并无必然联系。

慢性前列腺炎常见于青壮年男性，而前列腺增生多发生于 50 岁以后，炎症所引起的前列腺增大和增生所致的增大有着本质上的不同。另外，多数学者认为前列腺增生的发病机制是：前列腺增生的发生和睾丸分泌的雄激素及年龄增长有关。而前列腺的炎症并不损伤睾丸，不影响睾丸分泌雄激素及其代谢，所以说慢性前列腺炎不会导致前列腺增生。在众多慢性前列腺炎患者中，进入老年后，其中有些人可能又患前列腺增生。但迄今为止还没有充分证据表明慢性前列腺炎患者到老年后其前列腺增生的发病率较正常人高。

前列腺癌的发病原因和确切机制尚不完全清楚，但从切除睾丸的人从不发生前列腺癌这一事实来看，前列腺癌的发生和发展可能与雄激素有着密切关系。有研究表明，雄激素能加速前列腺癌的发展，应用雌激素和切除睾丸后前列腺癌的发展缓慢。而慢性前列腺炎并不影响性激素的变化。但也有学者认为，长期反复的慢性炎症本来就是癌症的诱发因素，因而提出了前列腺癌的病因可能与慢性感染和病毒感染有关的假设。但目前尚无充分的证据表明这一假设的成立。如梁朝朝教授研究团体认为尽管一些研究证明细胞因子、微生物感染、雌激素、前列腺炎类型、饮食结构与习惯在慢性前列腺炎和前列腺癌的发生发展中起着重要作用，但在其发生发展过程中的具体分子调控机制、关键调控位点和信号通路仍不清楚，还要进一步研究。

 为什么慢性前列腺炎难治？

（1）慢性前列腺炎是被众多因素欺负的"主"：它是一个多因素、多病因共同导致的一种疾病，确切病因并不清楚，这就为针对性治疗带来了很大困难。或者只知其一，不知其他，治疗往往比较单一，因此效果较差。

（2）前列腺"邻里"关系复杂：尿道从前列腺中央穿过，前列腺包绕于尿道周围；左右各一，如花生大小的精囊腺处于前列腺的后上方；而起始于附睾的输精管与精囊腺管汇合成为左右射精管后，穿入前列腺，共同开口于前列腺内的尿道上。由此可见，慢性前列腺炎与精囊炎、附睾炎、输精管炎及后尿道炎等常常可以并存，彼此影响，互为因果，从而导致慢性前列腺炎缠绵难愈。

（3）前列腺液"突围"困难：前列腺深居盆腔，位置较深，其形态酷似板栗，底向上，尖朝下，包绕在男性尿道的起始部。其分泌液——前列腺液需经前列腺管排入尿道后再排出体外。有些前列腺管与尿道成直角或斜行进入尿道，使分泌物不易顺畅排出，尤其在发生感染时，分泌物增多，易形成脓栓，而堵塞腺管，导致引流不畅，使一些细菌及其代谢产物不能排出体外，使炎症不易消退；即使已经杀死的细菌，也会因不能排出体外而继续残留人体内产生危害，当人体抵抗力下降时，它又会死灰复燃。此外，在尿道的一些致病微生物也容易逆行进入前列腺，又引起感染。

（4）难以干预"纤维化的独立王国"：慢性前列腺炎日久导致前列腺组织

纤维化，形成结节；有的前列腺局部性炎症与周围组织粘连形成瘢痕，缺少血管，这些原因使得药物不易到达，难以发挥治疗作用。

（5）不规范治疗，前列腺炎雪上加霜：不规范治疗特别是使用一些未经临床验证的所谓的一些"新疗法"，尤其是有创伤的治疗方法，会导致前列腺损伤或感染；或者长时间、高级别和大剂量使用抗生素，引起菌群失调，致使人体免疫力下降，使条件致病菌或耐药菌株生长，甚至导致真菌二重感染。

（6）年轻体壮不节制，性事过度是元凶：慢性前列腺炎多发于青壮年男性，他们正处于性活跃期，频繁的性冲动，如恣情纵欲，或自慰过度，使前列腺反复充血；或未婚青年缺乏规律的性生活，使炎性前列腺液不能及时排出，产生瘀阻，炎症不易消退。

（7）科学认识有偏差，心理压力如山大：由于对慢性前列腺炎的认识不足，或者认识不科学、不正确，如慢性前列腺炎治不好，得了前列腺炎就不能生育，得了前列腺炎就会阳痿，就不能过性生活等，造成患者过于紧张、焦虑和恐惧，过分关注自己的病情，使得症状难于缓解或消除。

（8）看病跟着广告走，缺乏信心和耐心：患者对治愈该病缺乏信心，对治疗无耐心，如走马灯式地换医生或医疗机构，或者跟着广告去看病，天天采用"新疗法"。不严格遵守医嘱，不改变不良的生活方式，如嗜食辛辣，喝酒，抽烟，久坐，性生活无规律等，致使疾病反复发作，缠绵难愈。

慢性前列腺炎的治疗

 慢性前列腺炎患者如何规范化治疗？

（1）慎重选择医院和医生：就医时要选一个信誉好、口碑好、值得信赖的医院和医生。切勿寻着广告去看病，要多看多听病友的评价。

（2）积极配合医生：要加强与医生交流，不要隐瞒自己的病史，这样有助于医生全面了解发病经过；不要轻易给自己下诊断，要听医生的检查建议；

对曾经治疗的情况，要给医生讲清楚，最好带上以往的病例和相关检查报告单，这样可以避免采用以前用过但无效或者副作用比较大的治疗方案。对医生的治疗建议一定要坚持，要严格遵守医嘱。

（3）要有一个良好的心态，积极治疗：要养成良好的生活习惯，戒烟酒，不要久坐，不要长时间骑自行车，预防泌尿生殖系统感染，多喝白开水，选择一个适合自己的锻炼方式，如散步、慢跑、打球等以增强体质。

 治疗慢性前列腺炎常用的方法有哪些?

由于慢性前列腺炎的病因不明，发病机制不清，目前治疗方法很多，虽均有一定效果但也有一定的局限性。各种疗法归纳起来，可以分为：

（1）内治法：包括抗生素内服和静脉滴注、非甾体类抗炎药如消炎痛（吲哚美辛）等、α-受体拮抗剂、植物制剂，辨证施治口服中药汤剂、中成药等。

（2）外治法：包括中药坐浴、中药栓剂塞肛、中药保留灌肠、直肠滴入、中药穴位外敷、针刺（体针、耳针、芒针）、灸法、穴位埋线及磁疗、激光、微波等各种理疗方法等。

（3）健康教育、心理和行为辅导：由于慢性前列腺炎患者多有不同程度的心理障碍，近年来心理疏导在慢性前列腺炎的治疗中越来越受到重视，使用也越来越广泛。常规治疗应贯穿于前列腺炎治疗的全过程，主要包括多饮水、适度锻炼、禁食辛辣，以及养成良好的生活习惯如不久坐、不熬夜等。

（4）生物反馈治疗：有研究认为，慢性前列腺炎患者存在盆底肌肉的协同失调或尿道外括约肌的紧张。生物反馈合并电刺激疗法可使盆底肌肉松弛，并使之趋于协调，同时松弛尿道括约肌，从而缓解慢性前列腺炎患者会阴部疼痛或不适，以及排尿症状如尿等待、尿不尽及尿频等症状。

（5）前列腺按摩：研究表明适度的前列腺按摩可促进前列腺腺管排空，并提高局部的药物浓度，从而缓解症状，常作为Ⅲ型前列腺炎的辅助疗法。

治疗慢性细菌性前列腺炎一般选用哪些抗生素?

治疗慢性细菌性前列腺炎选用抗菌药物的原则是药物脂溶性高、易透过前列腺包膜、血清蛋白结合少、弱碱性等。

（1）磺胺类药物：如复方新诺明、磺胺增效剂等，因其易渗入前列腺，仍是治疗慢性细菌性前列腺炎的最佳选择。复方新诺明，每次 2 片，每日 2 次，4 ～ 6 周为 1 个疗程。该药价格低廉，但有些人易出现过敏，易在肾小管形成结晶，对肾脏有损害作用，故在临床使用时要定期检查肾功能。

（2）喹诺酮类：目前是所有抗生素中透入前列腺组织最强、抗菌谱较广，对革兰氏阴性菌、革兰氏阳性菌、支原体、衣原体均有效的一类抗生素，是目前治疗慢性细菌性前列腺炎的首选抗生素。建议使用原则：由低级到高级，如诺氟沙星、环丙沙星、左氧氟沙星、氟罗沙星、洛美沙星等。

（3）大环内酯类抗生素：该类抗生素有较强的穿透前列腺的能力，且能在酸性环境中离解为非脂溶状态，在前列腺液中浓度较高。常用药物有红霉素、罗红霉素、交沙霉素、阿奇霉素。据我们临床观察，交沙霉素耐药率较低，对没有条件做细菌培养，或支原体、衣原体检查的单位，建议首选交沙霉素治疗。

（4）四环素类：如果使用以上抗生素效果不好，高度怀疑支原体、衣原体感染时，建议选择此类抗生素，常用药物有强力霉素、美满霉素，美满霉素为半合成四环素类抗生素，其抗菌作用在四环素类作用最强。据观察解脲支原体和人型支原体对强力霉素的耐药率较低，具有较好的临床效果。

以上抗生素的使用，原则上要根据前列腺细菌定位培养或者支原体、衣原体检查，结合药物敏感试验结果而定。但在实际临床工作中，由于这种检查方法的烦琐和各种因素的干扰，很难普遍开展，大多数医生还是经验性选择抗生素治疗为主。疗程最短为 4 周，如有效果可用到 6 周。

抗生素是治疗慢性前列腺炎的灵丹妙药吗？

案 张先生，39岁，2008年8月，以"尿频、尿急伴会阴坠胀疼痛2年"为主诉就诊。曾在几个医院诊断为慢性细菌性前列腺炎，各类、各级抗生素用了很多，花费数万元，症状反反复复，患者非常苦恼。我们接诊后采取"二杯法"（PPMT）进行了2次细菌定位培养，诊断为慢性细菌性前列腺炎（大肠杆菌感染）。由于患者长期应用抗生素，经常感到上腹部不舒服，吃饭也很少，精神不佳。鉴于此，我们停用所有抗生素，采取中医综合治疗方案，即辨证使用中药口服和中医外治包括中药穴位贴敷、针刺和中药熏蒸坐浴，治疗1个月后症状基本消失，治疗3个月后不但症状全部消失，而且做2次细菌培养（每半月做1次），培养结果均为阴性，前列腺液常规检查正常，基本痊愈，2010年4月随访情况良好无复发。

传统观点认为，慢性前列腺炎治疗效果不好的主要原因，是由于抗菌药物难以透过前列腺包膜，前列腺组织内达不到有效的药物治疗浓度。随着喹诺酮类药物的开发成功，尤其是近年来新一代喹诺酮类药物的问世，这一问题基本解决，但遗憾的是慢性前列腺炎包括慢性细菌性前列腺炎的治疗效果没有明显提高。为什么会出现这种情况呢？我们分析原因主要有以下三个方面：①慢性前列腺炎不是一个独立的疾病，而是一个由多种因素共同影响所导致的前列腺及其周围组织发生的炎症反应，让人体产生各种各样的不适症状如尿频、小腹、会阴及腰骶部等坠胀疼痛，是一个以前列腺为中心的综合征。即便是细菌感染所引起的炎症，使用敏感抗生素治疗也只能解决这一病因，而对其他致病因素无效。②慢性前列腺的炎症并不代表都是细菌感染所引起，研究证实90%以上的慢性前列腺炎是非细菌性前列腺炎，因此对大多数慢性前列腺炎患者长期、大量使用抗生素是没有用的，且有滥用之嫌。③多数慢性前列腺炎患者由于对前列腺炎的相关知识了解较少，一些医疗机构故意夸大慢性前列腺炎的危害，使患者整日忧心忡忡，心理压力过大，从而影响治疗效果。

由此可见，抗生素治疗慢性前列腺炎已不是"第一选择"，更不是什么灵丹妙药，鉴于抗生素对慢性前列腺炎治疗的有效性、安全性、经济性，我们在选用抗生素治疗时，一定要慎重、慎重再慎重！近年来，我们在慢性前列腺炎治疗这一领域，提出了"绿色疗法"这一理念，主张综合治疗，包括中医和中西医结合治疗。该疗法具有多渠道给药、多靶点治疗、多层次调节等特点，从而达到恢复局部神经功能、调整机体免疫功能，对各种病原体有较好的抑制和杀灭作用，值得在临床中推广。

 治疗慢性前列腺炎，如何合理、规范地使用抗生素？

目前，在对慢性前列腺炎的治疗中，抗生素的滥用和不规范问题非常严重。如何才能做到合理、规范地使用呢？一些专家提出了抗生素治疗的规范化原则，患者可在接受治疗时参考：①选择对已知的或高度怀疑病原体有较好敏感性且能较好穿过前列腺包膜的抗生素。若条件允许，一定要做细菌定位检查。②慢性前列腺炎的急性发作。③慢性细菌性前列腺炎。④对细菌培养阴性的慢性炎症性前列腺炎，有典型的症状，细菌学或免疫学证据支持感染存在。⑤抗生素治疗周期最短是 2～4 周，若症状没有改善，则应停止治疗，重新评估治疗方案；若症状改善，则应至少继续进行 2～4 周的治疗达到临床治愈，并期望彻底清除病原体。⑥抗生素治疗无效者，治疗时间不能超过 6～8 周。⑦对伴有前列腺结石或者钙化斑的患者，应考虑到此为细菌繁殖之处，即使前列腺液细菌培养阴性，也可考虑使用抗生素治疗。⑧由于喹诺酮类药物具有较好的穿透前列腺包膜和较广的抗菌谱，故首先推荐使用喹诺酮类药物。

 前列腺内直接注射药物能治疗慢性细菌性前列腺炎吗？

这种疗法前几年使用较为广泛，主要目的是解决抗生素不易透入前列腺问题，或者使某些药物更快地发挥作用，但由于临床疗效不理想，其治疗本身又容易造成对前列腺的损伤，目前非特殊病例或难治性病例，已较少使用。

前列腺内直接注射药物的途径主要有经直肠、经会阴和经耻骨后。经直肠进针，虽然直观、安全、痛苦小，但直肠内细菌多，尤其是大肠杆菌，很容易引起前列腺继发感染，甚至形成前列腺脓肿。经会阴进针，疼痛较剧烈，易形成血肿。经耻骨后进针，较安全、方便，但对操作者的技术和熟练程度要求较高。个别患者注射后会出现血尿、血精和排尿困难，但多为一过性，很快就会消失，无须特殊处理。另外，在操作过程中要避免穿破膀胱、直肠黏膜和不必要的反复穿刺。

该疗法效果好坏，主要取决于穿刺针能否准确进入前列腺和注入药物的选择。目前各家医院所注药物基本一致，即敏感抗生素或丁胺卡那＋地塞米松＋透明质酸酶＋利多卡因，主要是为了消炎、软化前列腺瘢痕纤维、缓解疼痛和抑制自体免疫反应。每周 1 ～ 2 次，4 次为 1 个疗程。由于慢性前列腺炎并非一个独立疾病，所以为了取得较好效果，提倡在采用该疗法的同时，配合其他疗法。

 治疗慢性前列腺炎常用的理疗方法有哪些？

慢性前列腺炎的理疗方法较多，其主要功能是改善前列腺局部的血液循环、促进治疗药物在局部的吸收，达到抑制或杀灭病原体的目的，从而缓解或消除症状，是慢性前列腺炎的辅助治疗，是综合治疗方法之一。常用的方法有：

（1）磁振磁电治疗仪：是一种治疗慢性前列腺炎的治疗仪。它将恒频磁场、磁振波、机械波和电刺激融为一体，作用于人体骨盆、会阴等相关穴位，具有增强前列腺局部组织细胞的生物活性和生物膜的通透性，改善前列腺局部微循环和免疫功能。

（2）磁热疗：磁疗配合红外线。通过磁场的组织穿透作用，在局部产生磁效应，以抑制或杀灭病原体，配合红外线热疗，能够较好地改善前列腺血液循环。

（3）微波：对前列腺组织具有很强的穿透作用，通过高频电流的热效应达到治疗效果。

（4）激光疗法：主要使用氦氖激光治疗慢性前列腺炎。

（5）射频：射频是频率为 100 ~ 300 MHz 的中频类电磁波，波长较长，组织穿透能力强，透入均匀。

（6）短波与超短波：均为高频电流，对前列腺组织具有热治疗作用。

（7）其他：局部热水熏蒸、中药熏蒸、中药坐浴，或者直肠内、耻骨联合上或会阴药物直流电导入法等，都可以根据患者具体病情选择使用。

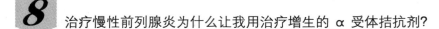 治疗慢性前列腺炎为什么让我用治疗增生的 α 受体拮抗剂？

在临床上经常有慢性前列腺炎患者拿着药问医生，怎么让他吃治疗老年前列腺增生的药物，是不是开错了？患者非常不理解，很迷惑，有时还闹些不愉快。

实际上这种情况很常见，看病吃药不能仅看说明书，在医生的指导下治疗，一般是不会有问题的。研究证实，多数慢性前列腺炎患者经过尿动力学检查（检查下尿路如膀胱、输尿管是否有阻塞的一种方法）发现膀胱颈和前列腺部尿道呈现功能性梗阻，不但出现排尿困难等症状，而且前列腺内和射精管内尿液返流，形成局部的"化学性前列腺炎"。此类患者中许多人膀胱颈和前列腺部尿道内括约肌的张力升高，并因此出现排尿异常。α - 肾上腺素能受体是这种梗阻产生的重要因素，膀胱颈及前列腺平滑肌上具有丰富的这种受体，所以为使用其阻断类药物提供了解剖学依据。使用这些药物可以松弛膀胱颈和前列腺部尿道，改善排尿障碍，消除前列腺内和射精管系统的尿液返流，可较好改善前列腺炎症状，尤其对伴有尿流动力学检查异常的前列腺炎患者效果更好，所有类型的慢性前列腺炎患者都可应用，它同时可以进一步提高抗生素的治疗效果。这类药物常用的有多沙唑嗪、盐酸坦索罗辛等，需在医生的指导下根据情况选用。

 中医学是如何认识慢性前列腺炎的？

中医学并无慢性前列腺炎这一称谓。中医学认为本病属于"精浊""淋浊""白浊"等范畴，其发生原因为湿热邪气内侵精室（前列腺），或嗜食辛辣刺激肥厚之品如辣椒、火锅、白酒等，导致脾胃蕴湿生热、湿热毒邪下注精室而发；或久坐、长期骑车导致前列腺反复充血，或受情绪影响，气机郁滞，以致气血运行受阻，瘀阻精道而发；或手淫过度，或恣情纵欲，损伤阴精，阴虚火旺，阳强易举，前列腺反复充血而诱发该病；或平素体质虚弱，或房事不节，损伤肾精，肾虚则膀胱气化失司，从而引发该病。

该病病机特点为本虚标实，本虚以脾肾亏虚为主，标实主要包括湿热、瘀阻、痰浊等。本病的发生发展是一个动态演变的过程，涉及多脏腑、多系统，尤以脾肾为关键，涉及多种病理产物，从而最终演变成为本虚标实、虚实夹杂之证。

临床上"补虚泻实"的原则已经逐步成为现代中医药治疗慢性前列腺炎的基本大法，其内涵主要是补肾健脾、清利湿热、化瘀通络。随着对慢性前列腺炎证候本质研究的不断深入，不仅中医学以此立论治疗本病有明显疗效，现代医学的研究也逐步揭示了慢性前列腺炎与脾肾亏虚、湿热瘀阻的相关机制，为本病的中医辨证施治提供了一定的依据。

 什么是慢性前列腺炎的"绿色疗法"？

慢性前列腺炎的"绿色疗法"，是近年来我们河南省中医院生殖男科针对目前慢性前列腺炎的治疗状况，提出的一种新的治疗理念，主张不用或少用抗生素，即使是慢性细菌性前列腺炎，也同样倡导"综合治疗"。医者根据患者的具体病情选择中医和中西医结合疗法、各种理疗方法和心理疗法等，尽可能将治疗的副作用或者对人体的损伤降到最低。该疗法具有多渠道给药、多靶点治疗、多层次调节等特点。具体而言，"绿色疗法"包括辨证使用汤剂、中成药、中药灌肠、中药熏蒸、中药栓剂、中药贴敷、针刺（体针、耳针和芒针）、灸法、穴位埋线疗法等；西医疗法包括 α 受体拮抗剂型、非甾体类抗炎药、肌肉松弛剂和抗抑郁药等。其他疗法如生物反馈疗法、局部盆底按摩等。

我们提出该治疗理念的依据：目前，抗生素的应用仍是治疗慢性前列腺炎的主要方法,是Ⅱ型慢性细菌性前列腺炎的首选药,如果使用2～4周有效,会主张使用6周以上;ⅢA型慢性炎症性前列腺炎同样适用。但是治疗效果并不理想,且长期应用抗生素所产生的副作用比较多,如菌群失调、身体免疫力下降、耐药菌株增加等。抗生素治疗效果不理想的原因,我们认为除了可能与细菌定位培养有误差外,还与慢性前列腺炎是一个多病因、多因素相互影响的一个疾病有关,所以在治疗上就不能单一,必须综合施治。为了避免抗生素使用的不合理,我们在治疗上第一选择不用抗生素,优先使用中药和其他疗法相结合,治疗4周后再根据效果调整治疗方案。

11 中医药治疗慢性前列腺炎有何优势和特色?

慢性前列腺炎病因不明,机制不清,虽然目前抗生素的应用仍是治疗慢性前列腺炎的主要方法,但效果不理想是众所周知。尽管抗生素对慢性细菌性前列腺炎具有一定效果,但对非细菌性前列腺炎没有任何治疗作用,已不作为治疗的第一选择。据有关资料统计,慢性非细菌性前列腺炎的发病率远远高于慢性细菌性前列腺炎。近年来,中医药疗法在治疗该病方面取得了满意效果,显示了良好的发展前景。

(1)中医药疗法对该病的治疗具有更强的特异性和针对性:中医针对不同的患者、不同体质、不同病情进行辨证施治,现代医学称为"个体化治疗",使得治疗更有针对性。即使同一个患者,但在慢性前列腺炎不同的发展阶段,所用方药也可能不同。如同为血瘀型,发病初期,正气充盛时,可用水蛭、土元等活血破瘀通络之品,但到疾病的后期正气亏虚时,就只能用当归、丹参等活血养血类中药,否则会更进一步耗伐正气,不利于疾病的康复。这种治疗方法,与新的前列腺炎评价系统——UPOINT采用相应的针对性治疗颇为一致。

(2)中医的整体调节作用:中医治疗该病具有整体调节作用,该治法非常适合治疗慢性前列腺炎这样一个多原因、多因素所导致的疾病,中医药同样具有抗菌、抑菌、调整免疫和神经功能的作用。

(3)中医疗法综合使用:中医对该病的治疗措施较多,可根据病情综合使用。除口服中药外，还可配合中药灌肠、中药熏蒸、中药栓剂塞肛、针灸、中药外敷、穴位埋线疗法等。

 如何采用中医药治疗慢性前列腺炎？

中医治疗慢性前列腺炎的核心就是辨证施治，或者说个体化治疗，它能够较好地将整体治疗和局部治疗相结合，将中医内治和外治相结合，能够对多病因同时治疗。

我们一般将慢性前列腺炎分为以下几种证型，根据患者的病情，可选择内治法或外治法。

（1）湿热瘀阻证：主要表现为尿频、尿急、尿余沥不尽，或尿道灼热，小便黄，小腹、会阴或睾丸坠胀或疼痛，可有尿道滴白。舌红，或有瘀点、瘀斑，苔黄腻，脉滑数。治以清热利湿、化瘀解毒。常用药物有龙胆草、萆薢、栀子、黄芩、牡丹皮、赤芍、川牛膝、金银花、蒲公英、败酱草、大血藤、车前子、川楝子等。该证型临床最为常见。

（2）瘀血阻滞证：主要表现为尿频、尿急，尿余沥不尽，尿等待，会阴、小腹或睾丸胀痛、刺痛。舌暗，脉涩。治以活血通络、行气止痛。常用药物有桃仁、红花、当归、川芎、丹参、荔枝核、橘核等。前列腺指诊前列腺腺体较硬，或有结节，病程一般较长。

（3）脾肾两虚证：主要表现为尿频、尿急，尿余沥不尽，小腹、睾丸坠胀明显，劳累后加重，腰膝酸软，神疲乏力，纳差腹胀。舌淡，苔白，脉沉细。治以补益脾肾。常用药物有菟丝子、枸杞子、覆盆子、五味子、车前子、黄芪、党参、熟地黄、山茱萸、金樱子等。

（4）阴虚火旺证：尿频、尿急，尿道口灼热，会阴及睾丸、小腹隐痛，腰膝酸软，头晕耳鸣，潮热盗汗，阴茎易勃起。治以滋阴清热、利湿导浊。常用药有知母、黄柏、熟地黄、山药、山茱萸、萆薢、泽泻等。

中医治疗慢性前列腺炎的效果好坏，除了与医生的中医水平、患者的配合情况之外，还与药材质量密切相关。所以为了保证疗效，尽可能到信誉好、中药材质量好的医院或药店去购买。

直肠给药为什么能治疗慢性前列腺炎?

近年来,中药灌肠、中药栓剂塞肛等疗法广泛用于治疗慢性前列腺炎,并取得了较好效果。直肠给药之所以能治疗前列腺炎,是因为有充分的解剖学依据。根据解剖所见,前列腺的血液供应主要来自膀胱下动脉及直肠中动脉,其静脉回流到膀胱前列腺丛。直肠的血液供应来自直肠上动脉、直肠下动脉、肛门动脉和骶中动脉,静脉血通过直肠上、下静脉丛汇集到髂内静脉。由此可见前列腺与直肠之间有一定的血运联系。研究发现,直肠静脉与膀胱前列腺静脉丛之间有数条小的痔生殖静脉,这些交通支将直肠静脉的血液单向输送到泌尿生殖静脉丛。我们分析药物灌肠或栓剂塞肛可能通过以下途径发挥治疗作用:一是药物进入直肠后通过直肠静脉与膀胱前列腺静脉丛之间的痔生殖静脉直接进入膀胱前列腺静脉丛,快速渗入前列腺组织,达到较高的药物浓度。二是通过直肠动、静脉使药物循环全身发挥治疗作用。

如何使用中药灌肠治疗慢性前列腺炎?

中药灌肠治疗慢性前列腺炎具有作用直接,起效迅速,不经过肝脏代谢的特点,常常还能起到口服药物所不能达到的效果。目前常用的方法就是滴注灌肠法(中药直肠滴入),具体方法如下:先把根据患者病情配制的中药煎好,浓缩取汁150毫升,温度控制在40℃左右,灌入输液瓶中,下接一次性输液器。灌注前让患者排空大便,取左侧卧位,臀部垫高,插入输液导管的前端用甘油或液状石蜡润滑,轻轻插入肛门14厘米左右,滴速控制在每分钟90滴左右,滴注结束后卧床休息60分钟左右,让药物在肠道中保留一段时间,便于吸收。每日1次,15次为1个疗程。

现推荐几个常用方,供大家参考使用:

(1)解毒活血灌肠方:大血藤30克,败酱草30克,大黄12克,赤芍20克,丹参30克,生水蛭10克,川楝子12克,生甘草10克。主要用于湿热瘀阻型慢性前列腺炎，常见排尿异常，如尿频、尿急，和小腹、会阴胀痛等症状。平素腹泻或大便稀者，慎用。

（2）前列腺灌肠Ⅰ号方：金银花30克，蒲公英30克，土茯苓30克，败酱草30克，黄柏20克，赤芍20克，川楝子12克。主要用于湿热蕴结型慢性前列腺炎，以尿频、尿急为主症，小腹、会阴胀痛不明显。

（3）前列腺灌肠Ⅱ号方：乳香、没药各20克，丹参30克，赤芍20克，穿山甲10克，土鳖虫10克，红花30克，苏木30克，延胡索30克，荔枝核12克，橘核12克。主要用于瘀血阻滞型慢性盆腔疼痛综合征。

（4）前列腺灌肠Ⅲ号方：川续断30克，巴戟天30克，淫羊藿20克，仙茅15克，乌药15克，小茴香15克，川芎10克，荔枝核12克。主要用于脾肾亏虚型慢性前列腺炎，常见尿频、尿无力，尿余沥不尽，小腹、会阴坠胀、腰膝酸软等症状。

尽管灌肠疗法具有较好的疗效，但因其操作烦琐，使用不便，不利于临床推广应用。为此，在中医理论指导下，我们针对慢性前列腺炎的常见证型——湿热瘀阻型开发研制了"前列栓"，该制剂融现代药物透入技术和现代医学科技发展成果于一体，具有清热解毒导浊、活血通络止痛之功效，以携带方便、使用便利、效果显著为众多患者所称赞。

15 如何采用中药熏蒸疗法治疗慢性前列腺炎?

中药熏蒸或中药坐浴既能发挥热效应的治疗作用，同时中药成分又能借助热效应更好地促进其吸收，从而最大限度地发挥中药的活血化瘀、清热解毒等作用，中药熏蒸能较好地改善盆腔及前列腺部的血液循环，迅速缓解症状，促进炎症的迅速康复。水温较高时，先用热气熏蒸，待温度降到40℃左右时，可坐在药液中，每次应在15～30分钟左右。由于熏蒸或坐浴时温度较高，可影响睾丸的生精功能，所以对未婚、未育者慎用，或者短时间使用不要超过10天。现推荐两方供大家参考使用：

（1）熏蒸方1号：败酱草30克，白花蛇舌草30克，大血藤30克，大黄

15 克，紫草 40 克，赤芍 30 克，红花 30 克，野菊花 30 克，土茯苓 30 克，川楝子 12 克。该方具有解毒活血除湿之功效，用于湿热瘀阻型慢性前列腺炎，常见尿频、小腹、会阴或盆腔区域疼痛等症状。

（2）熏蒸方 2 号：苏木 30 克，红花 30 克，透骨草 30 克，丹参 30 克，川牛膝 30 克，乳香、没药各 15 克，荔枝核 15 克，野菊花 30 克。该方具有温经活血通络止痛的功效，用于瘀血阻滞型慢性前列腺炎。常见盆腔区域疼痛不适，或会阴部坠胀疼痛或尿频、尿不尽等症状。

16 中药穴位贴敷能治疗慢性前列腺炎吗？

采用中药对某些穴位贴敷能治疗很多疾病，如慢性支气管炎、哮喘、腹泻等，治疗慢性前列腺炎通常选用"神阙穴"，即我们常说的肚脐。神阙穴在中医经络系统中是一个很重要的穴位，为先天之命蒂，后天之气舍，介于中下焦之间，是全身经络的总枢，为五脏六腑之本。现代研究表明，肚脐表皮层最薄，皮肤下方脂肪组织与筋膜、腹膜直接相连；脐的血行除了与腹壁浅静脉、腹壁静脉相通外，还直接与其下部的腹膜静脉网相交通，具有较好的透皮吸收功能，神阙穴敷药能使药物较好地渗入血液进入体循环而发挥治疗作用。此外，药物的贴敷还可以刺激神阙穴及周围的神经，通过神经体液因素而调整机体的神经、内分泌和免疫系统，从而起到某种治疗作用。现介绍两方供大家参考使用：

（1）敷脐方 1：丁香 10 克，全蝎 10 克，乳香、没药各 10 克，丹参 30 克。丁香、全蝎共研细末。后三味用醇提取后，与之拌匀。用时取适量，用酒调糊状敷脐，外盖纱布胶布固定。每日换药 1 次，15 次为 1 个疗程。用于瘀血阻滞型慢性前列腺炎。

（2）敷脐方 2：白芷 10 克，黄柏 10 克，王不留行 10 克，吴茱萸 5 克，赤芍 10 克，蒲公英 10 克。以上药共匀研成细粉。用时取适量用酒调糊状敷脐，外盖纱布胶布固定。每日换药 1 次，15 次为 1 个疗程。用于湿热瘀阻型慢性前列腺炎。

如何采用针灸疗法治疗慢性前列腺炎?

慢性前列腺炎在药物治疗的同时，如能配合使用针刺疗法，往往可以提高效果，缩短疗程。现介绍一些常用的穴位和方法，供大家参考使用：

（1）常用穴位1：前列腺穴位（位于会阴穴至肛门的中点）

方法：用28号3～4寸毫针直刺1.5～2寸深，得气后小幅提插2～3次，之后捻转，留针20分钟出针。每日1次，10次1个疗程。

（2）常用穴位2：取穴：三阴交、肾俞、中极、水道、太冲为一组；膀胱俞、次髎、太溪、曲骨、阳陵泉、关元为一组。

方法：采用平补平泻手法，每日或隔日1次，10次为1个疗程。

（3）常用穴位3：主穴：会阴、中极。血瘀型加内关、蠡沟；湿热蕴结型加三阴交、阴陵泉；阴虚火旺型加照海、涌泉等；肾阳虚型加肾俞、命门和太溪。针法依据不同证型采取相应的补泻法。

（4）常用穴位4：穴位药物注射的常用穴：会阴、秩边、阳陵泉、中级、关元、气海、三阴交等。常用药物，如川芎嗪注射液、维脑路通注射液、维生素 B_1 针、维生素 B_{12} 针。每次选2～3个穴，药物穴位注射。

18 如何用耳针或耳穴压丸治疗慢性前列腺炎?

中医学认为，耳与全身的脏腑经络有着密切联系，耳郭上的某些特定部位是身体某些脏腑功能的反映，采用一些方法刺激这些部位（医学上称为"耳穴"），就可以治疗某些脏腑的病变。由于耳穴压丸法较耳针疗法易操作，痛苦少，所以国内不少专家采取耳穴压丸法治疗慢性前列腺炎，并取得了较好疗效。该疗法具有调理气血、疏通经络、清热利湿的功效。

常用耳穴：内外生殖器、前列腺、肾、膀胱、缘中、皮质下。

由医生操作，每次选3～5个耳穴，用胶布把王不留行子固定在耳穴上，然后用手按压，用力由轻入重，使耳郭有酸、胀和灼热的感觉。让患者自行按压，每天5～6次。每2天换药1次，7次为1个疗程。

19 如何选用常用中成药治疗慢性前列腺炎?

案 全先生,30岁,以"尿频、尿无力伴会阴部坠胀2年余"为主诉就诊。曾在多家医院诊断为慢性前列腺炎,采用氟罗沙星、头孢类及罗红霉素等抗生素和中成药治疗,不但没效,有时还感到症状加重。前列腺指诊:前列腺大小正常,压痛不明显,质地较软,表面光滑,无结节。前列腺液容易按出。前列腺液分析:pH 7.0,卵磷脂小体(++),白细胞(2~6个)。患者平素乏力,吃饭差,会阴部坠胀每天早晨轻晚上重,或者劳累后严重,时有腰膝酸软。舌淡,苔薄白,脉弱。辨证属于脾肾亏虚型慢性前列腺炎,建议用中药治疗。起初,患者说他用了很多中药,也用了很长时间,没有什么效果,能否考虑用其他方法。我们仔细看了他以前所用的中药,发现全是清热解毒、活血化瘀类,这些中成药主要针对慢性前列腺炎的湿热蕴结证或湿热瘀阻证,之所以没有效果,药不对症是其主要原因。由于患者无法煎药,我们以中成药泽桂癃爽胶囊合补中益气丸,同时配合中药栓剂塞肛,患者坚持治疗2个月,症状完全消失。

由于慢性前列腺炎的治疗过程较长,为使患者携带便利、易于口服,近年来针对慢性前列腺炎的某些证型开发了一些中成药,但在使用时一定要辨证使用,绝不能随便服用,否则非但无效有时可能还会使病情加重。我们曾对市场上治疗慢性前列腺炎的中成药进行过归类分析,发现80%以上药物的主要适应证型为湿热瘀阻型或湿热蕴结型。现将治疗慢性前列腺炎常用中成药的主要功效、主治和适应证介绍如下,供大家参考使用。

(1)翁沥通胶囊:具有活血化瘀、清热利湿的功效。主要用于湿热瘀阻型慢性前列腺炎。症见尿频、尿急,小便黄,阴囊潮湿,会阴或小腹、睾丸坠胀疼痛。舌质红,或有瘀点或瘀斑。苔黄或厚腻,脉滑数。每次3粒,每日早晚2次口服。

（2）热淋清颗粒：具有清热解毒、利湿通淋的功效。主治湿热下注型慢性前列腺炎。每次1袋，每日3次口服。

（3）前列舒通胶囊：具有活血化瘀通络、解毒清热利湿的功效。用于湿热瘀阻型前列腺炎。每次3粒，每日3次口服。

（4）癃清片：具有清热解毒、凉血通淋的功效。主治湿热瘀阻型慢性前列腺炎。每次6片，每日2～3次口服。

（5）泽桂癃爽胶囊：具有温补脾肾、化瘀散结的功效。用于肾虚瘀阻型慢性前列腺炎。症见尿频、尿急、排尿困难等，会阴、腰骶、小腹和睾丸坠胀疼痛。舌淡，舌质可见瘀点，脉沉无力每次2粒，每日3次口服。

（6）复方玄驹胶囊：具有温补脾肾、填精益髓的功效。用于肾阳虚或肾虚型慢性前列腺炎。每次3粒，每日早晚2次口服，用淡盐水送服更佳。

（7）补中益气丸：具有益气健脾的功效。用于脾气亏虚型慢性前列腺炎。症见尿频、尿无力，尿后余沥，小腹、会阴坠胀，劳累后加重，神疲乏力，食欲差。舌淡，苔薄白，脉弱无力。每次8粒，每日3次口服。

（8）六味地黄丸：具有补益肾阴的功效。用于肾阴虚型慢性前列腺炎。症见尿频、尿急，尿道灼热，舌质红，少苔，脉细数。每次8粒，每日3次口服。

（9）龙胆泻肝丸：主要由龙胆草、栀子、黄芩等组成。具有清利肝胆湿热的功效。用于湿热蕴结型慢性前列腺炎。症见尿频、尿急和阴囊潮湿等。每次6克，每日2次口服。

（10）野菊花栓：主要由野菊花组成。具有清热解毒的功效。用于湿热蕴结型慢性前列腺炎。每日1次塞肛。

（11）前列欣胶囊：具有活血化瘀、清利湿热的功效。用于湿热瘀阻型慢性前列腺炎。每次4粒，每日3次口服。

 20 为什么综合疗法治疗慢性前列腺炎比单一疗法效果好？

虽然治疗慢性前列腺炎的方法很多，但每种疗法都有一定的局限性。如中西药物治疗远期疗效较好，但在迅速缓解症状方面，就不如物理疗法（如中药熏蒸、热水坐浴、超声波治疗、微波治疗等）起效迅速；中药灌肠、中药穴位贴敷、中药栓剂塞肛对改善前列腺组织血液循环、畅通腺管、促使炎症消退、缓解局部症状等方面均有较好作用，但其抑菌、杀菌作用就不如抗生素针对性强；前列腺注射疗法虽然对难治性前列腺炎有一定效果，但由于副作用多，又需要与理疗方法相结合，以改善血液循环，软化瘢痕，比较烦琐；针刺疗法尽管能直达病所，常能起到药物不能达到的效果，但不少患者不易接受；有些患者虽然症状已消失，前列腺液检查也正常，但患者仍忧心忡忡，总担心自己的病不久又要复发，这就需要心理疏导。所以对慢性前列腺炎的治疗决不能单打一，仅靠一方一药、一种疗法是行不通的，要根据病情具体分析，必要时选择几种治疗方法同时使用，以增强疗效、缩短疗程、加快疾病的康复。

21 心理疏导为什么能治疗慢性前列腺炎？

案 某男，41岁，患病4年余，经常感到小腹坠胀，尿频，尿道不舒服，自认为尿道口红肿。于是四处治疗，吃了不少中西药物，所谓的前列腺消融、尿道加压灌注等疗法都用了，均无效果。我们又对其进行了生殖系体检、前列腺液分析、尿常规检查、前列腺液、精液、尿道分泌物支原体培养、衣原体检查，未有发现异常，又通过细菌定位培养，也一切正常。伴有失眠多梦、精神萎靡，愁眉苦脸，性功能下降，注意力不集中。最后参加河南省男科疑难病会诊，专家一致认为该患者主要是由于心理压力太大，焦虑紧张造成的。之后的治疗主要以心理疏导为主，应加强与患者沟通，同时配合中药汤剂逍遥散加减，让患者每日运动，坚持3个月后各种症状消失。

现代研究证实，精神心理因素在慢性前列腺炎的发生、发展中发挥着重要作用，近50%的患者伴有明显的精神心理障碍，主要表现为太专注、太固执、太细心、焦虑、紧张、恐惧，有的还有自杀或想报复别人的倾向。慢性前列腺炎许多症状的反复和加重与这些情绪的波动有很大关系。这些不良的心理精神因素可使男性盆腔肌肉发生不自主的收缩，对膀胱和尿道造成影响，出现尿频、尿急、小腹会阴部坠胀甚至疼痛，同时还可以因机体自主神经系统受到刺激，导致前列腺液分泌变化。但这些症状的出现查不出任何生理指标的异常，因此有人将其称为"紧张性前列腺炎"。对慢性前列腺炎施以心理疏导应该成为治疗该病常规方法之一，要贯穿于治疗的始终。那么如何做好心理疏导呢？根据我们的体会提出以下建议，供大家参考：

☺ 对患者一定要态度和蔼，言语亲切，让患者感到您很容易接近，这样患者就乐意将他的病情详细给您介绍，您的建议患者就能听得进去。

☺ 给患者讲解一些有关前列腺方面的基本知识，或者推荐一本由该领域专家编写的慢性前列腺炎防治的科普书，让患者对该病有一个全面的正确认识。因为我们发现很多慢性前列腺炎患者获得的有关前列腺方面的信息是来自网络，或者某些杂志、报纸，不少是片面的甚至是错误的。如慢性前列腺炎一定影响生育、一定导致性功能障碍等。

☺ 不要轻易给患者讲"你这些症状是由心理因素造成的"这样的话，因为有些患者非常反感说他有心理障碍的话，有时此话已说，他对您的信任就会极大下降。还有些症状如盆腔疼痛，与前列腺和其周围组织器官的病变有关，不良的心理因素和有关症状彼此依赖，相互影响，形成恶性循环。因此我们应该与患者坦诚交流，对患者的一些错误认识要委婉地予以纠正，要一起分析引起这些症状的原因，在交谈中给患者施以心理治疗。

☺ 对症状消除或者已经治愈的患者，不要经常做前列腺液常规分析，因为前列腺液分析结果受影响因素太多，如不同的医疗机构、不同的实验室、不同的检验师以及患者的身体状况等会使检查结果产生偏差，如果一旦出现异常，患者往往就会产生很大思想压力，马上认为前列腺炎又复发了。所以只要患者没有症状，日常生活注意调理就行了，千万不要经常做前列腺液检查。

22 慢性前列腺炎能开刀治疗吗?

> **案** 刘先生,36 岁,小腹和会阴部疼痛 1 年余,排尿正常,曾在各大医院诊治,诊断为慢性前列腺炎(慢性盆腔疼痛综合征),经各种疗法治疗没有明显效果,或者刚开始有效之后过几天又疼痛如初。在某家医院有医生说左侧有精索静脉曲张,症状是由它引起的。因患者太痛苦,医生这样一讲,他非常高兴,以为总算找到病因了,立马就住院做了手术,但遗憾的是出院后没几天小腹、会阴处又疼痛如初,丝毫没有减轻。患者思想压力很大,晚上失眠,神情呆滞,上班总是出现失误,只好请长假在家休息。最后经某医生介绍来到河南省中西医结合男科会诊中心,专家详细了解了患者的诊疗经过,又进行了仔细的体检,诊断为慢性盆腔疼痛综合征,建议中西医结合治疗,同时辅以心理疏导和抗抑郁治疗。这时患者突然站起来说:"这些方法我都用过,没效,还是请专家开刀把我的前列腺切除吧,我实在是太受罪了。"但是专家一致反对,还是坚持让他非手术治疗。会诊结束后当时在场采访的大河健康报记者,也很不解地问专家,为什么不能"一切了之",看患者很痛苦!

临床上这样的病例并不少见,他们不堪忍受慢性前列腺炎的折磨,就想到切掉前列腺不就彻底治愈了吗?有的前列腺炎引起的睾丸疼痛,还要求切除睾丸以减轻痛苦。其实手术治疗并没有想象的那么简单效果也没有那么好,原因主要有以下几点:

☺ 慢性前列腺炎患者多为中青年,手术切除前列腺往往会造成患者性功能和生育能力的完全丧失。

☺ 前列腺炎的严重程度尚无较好的判定方法,手术切除前列腺的客观依据尚不充分。前列腺液常规分析即使很严重,也不能代表整个前列腺都有炎症。因为慢性前列腺炎一般为局灶性或节段部分性,就如同一个坏苹果,可能是一部分或者很小一部分出现了溃烂，如果因此就把整个苹果扔掉那就很可惜了。

☺ 慢性前列腺炎病程较长，长期的炎症刺激，前列腺与周围组织容易发生粘连，因此通过手术完全切除干净比较困难。且手术容易出血存在风险，还容易损伤临近组织器官而引起并发症。

☺ 慢性前列腺炎患者多有不同程度的心理障碍，对精神症状较重的患者，绝对不能手术。

☺ 对于绝大多数慢性前列腺炎患者来说，只要采取正确的综合治疗方案，同时患者能够积极地配合，都能取得满意效果。

刘先生才 36 岁，尽管已经有了孩子不再考虑生育问题，但哪位专家敢冒让患者完全丧失性功能的风险去给他手术呢？再者，谁又敢保证手术后能使他的症状消失呢？所以还是建议患者采取非手术治疗。

当然，对于慢性前列腺炎患者，在一些特殊情况下才会选择手术治疗，根据患者的病情和相关情况，或开放手术摘除前列腺，或经尿道电切部分前列腺等。如果出现以下情况建议考虑手术治疗：①病情十分顽固，患者痛不欲生，甘冒失去性功能或生育能力的风险，强烈要求手术者。②因长期的慢性前列腺炎导致后尿道及膀胱颈纤维化，表现为尿道狭窄和排尿困难者。③慢性前列腺炎导致前列腺变硬，变小，结节较多，与早期前列腺癌不易鉴别者。

23 慢性前列腺炎到底能否治愈？有治愈标准吗？

慢性前列腺炎患者能否治愈？这是患者普遍关心的问题。慢性前列腺炎不好治，但并不等于不能治，或者治不好，只要正确诊断、科学治疗、综合施治，慢性前列腺炎完全能够治愈。尽管目前尚无统一的治愈标准，但在对治愈标准的认识上，近些年来发生了一些变化。以往治愈的标准是症状完全消失或明显减轻，触诊前列腺正常或明显改善，细菌分段定位检查正常，前列腺液常规分析正常且细菌培养阴性。由于前列腺液分析结果受影响因素较多，故建议做两次以上、间隔不少于 1 个月的客观检查，结果都为阴性才能使治愈的判定更为可信。因为慢性前列腺炎的复发多发生在治愈后的 2 周至 4 个月，所以 4 个月后仍然没有复发，就可判定为治愈了。也有学者建议治愈标准为至少 12 个月内尿液及前列腺液培养无细菌生长。但因主观症状的改善依赖患者的描述，随意性太大，尤其对于伴有神经症者，可信度较低。因此有人建议进行尿流率测定，根据尿流率的变化和 NIH-CPSI 前列腺症状评分判断疗效，这样才会更客观、更科学。

以往医生和患者普遍认为，随着慢性前列腺炎症状的好转或消失，各种客观指标如前列腺液常规应逐步恢复正常，前列腺液细菌培养应该转阴，但事实并非如此，有的患者症状全部消失，但前列腺液分析白细胞仍超标。前列腺液中白细胞量的多少及其他相关指标与临床症状没有明显的相关性，也就是说它们之间关系不大，人们更加关注前列腺炎给患者带来的不适和痛苦，并不太在意一些客观指标的变化。治疗的目的也由原来的根治，转变为控制或消除临床症状、提高患者生活质量上。从目前的临床资料看，由于各种治疗方法的增多，综合疗法的使用逐渐被大家所认可，随着人们对慢性前列腺炎保健康复知识了解的增多，可以说多数慢性前列腺炎患者都能彻底康复。

 为什么说要把慢性前列腺炎当成"感冒"去对待？

在临床工作中，我们对慢性前列腺炎患者经常讲的一句话就是：对待慢性前列腺炎要像对待感冒一样去对待它。目的就是要患者对慢性前列腺炎有一个全面的、正确的认识，放下思想包袱，积极乐观配合治疗，摆脱因为认识问题不当所导致的不良情绪和心理压力。

正如我们前面所说，慢性前列腺炎如同其他疾病一样，虽然不能根治，但只要综合治疗，积极配合，绝大多数都能治愈，完全没有必要那么紧张。大家想想，我们每个人都得过的感冒（即流行性病毒性上呼吸道感染），甚至有的 1 年要得几次，头痛、鼻塞、发烧等，对于体质弱者，还有患病毒性心肌炎的可能，即使如此大家对待感冒的态度，都是非常洒脱，认为没关系，吃点感冒药，好好休息，多喝些水，几天就好了，这就是一个心态问题。慢性前列腺炎是一个非常典型的身心疾病，大家都有这样的体会，当患者心情舒畅，精神状态最好时，症状就会明显缓解。我们之所以建议慢性前列腺炎患者，要像对待感冒一样的态度去对待它，是因为首先慢性前列腺炎如感冒一样，一般预后较好，与性功能障碍如阳痿、早泄等有一定关联性，但并非所有前列腺炎患者都会引起这些疾病，其影响是有限的；其次，对生育能力的影响也是有限的，最重要的是它不会直接威胁生命；再者，只要积极治疗，大多都能治愈，治好后，只要做好日常保健，也完全可以不复发或少复发，如果复发了，及时治疗就可以，不必紧张。

 如何配合单方、验方治疗慢性前列腺炎？

慢性前列腺炎患者在规范化治疗的同时，或者在疾病的恢复期，如能配合一些适合自己的单方、验方坚持服用，可以进一步提高疗效，缩短疗程，或者减少慢性前列腺炎的复发。现介绍几个验方供大家参考选用：

（1）双核汤：荔枝核12克，橘核12克，小茴香10克，丹参20克。加适量水煎服。具有疏肝理气、活血止痛的功效。用于气滞血瘀型慢性前列腺炎。症见会阴、小腹或者睾丸胀痛等。症见小便黄，舌苔黄腻等湿热型患者禁用。

（2）车前绿豆汤：新鲜车前草30克，绿豆20克。洗干净水煎代茶饮用。具有清热解毒、清热利尿的功效。用于湿热蕴结型慢性前列腺炎。症见尿频、尿急，尿滴白，阴囊潮湿，舌苔黄腻等。

（3）银花茅根汤：金银花15克，白茅根10克。煎煮代茶饮用。有清热解毒、利尿通淋的功效。用于湿热蕴结型慢性前列腺炎。

（4）三七粉：三七粉3克，每日2次口服。具有活血化瘀止痛的功效。用于瘀血型慢性前列腺炎。症见会阴、睾丸和小腹疼痛，舌有瘀点，脉涩。

（5）琥珀粉：琥珀3克，早晚2次口服。具有清热、利尿、通淋的功效。用于湿热蕴结型慢性前列腺炎。症见尿频、尿急，尿痛，阴囊潮湿，尿道灼热。

（6）固精导浊方：萆薢20克，车前子20克，茯苓15克，菟丝子20克，枸杞子 15 克，熟地黄 15 克，泽泻 15 克，败酱草 15 克，大血藤 15 克，赤芍 12 克，沙苑子 15 克，川牛膝 15 克。具有益肾固精、清热导浊的功效。用于肾虚湿热型慢性前列腺炎。症见尿频、尿急、尿道滴白，腰膝酸软。舌淡，苔黄腻，脉沉。

（7）淋必清汤：猪苓 10 克，土茯苓 30 克，茯苓 10 克，牡丹皮 10 克，丹参 10 克，紫花地丁 20 克，蒲公英 20 克，败酱草 20 克，生地黄 10 克，生甘草 5 克。每日 1 剂。水煎服用。用于性病后慢性前列腺炎。症见会阴或腹股沟胀痛，或隐痛不适，尿频、尿急、尿道灼热。

（8）益气解毒方：黄芪 25 克，金银花 20 克，蒲公英 15 克，半枝莲 20 克，地肤子 15 克，苦参 15 克，白花蛇舌草 20 克，穿心莲 15 克，赤芍 15 克，川牛膝 20 克，马鞭草 15 克，紫草 15 克，生甘草 10 克。具有益气活血通淋的功效。用于气虚湿热瘀阻型慢性前列腺炎。症见尿频、尿急、乏力，尿道灼热，会阴部坠胀。

（9）马兰荔枝汤：鲜马兰根 90 克，荔枝核 10 克。加水适量煎汁随意服用。具有清热解毒、凉血止血的功效。用于热毒蕴结、血热型慢性前列腺炎。症见尿频、尿急、小便混浊，尿中带血。

26 如何采用推拿疗法治疗慢性前列腺炎?

下面介绍几种常用的推拿方法，患者可以自行按摩，也可由医生或家属帮助按摩。

（1）方法一：患者取俯卧位，点按肾俞、八髎穴各 1 分钟，由腰向尾骶部平推数十次，以温热为度。手法采用点按、推法和震颤。可由医生或者家属来操作。

（2）方法二：患者取仰卧位，取关元、中极、气海、阴陵泉、三阴交穴。每个穴位点按 1 分钟左右，平推小腹数十次。手法采用点按、推法和震颤。该法患者自己也可操作，也可由别人操作。

（3）方法三：患者取仰卧位，每晚临睡前按揉足三里、三阴交和关元穴。手法采用按揉法。关元穴用拇指或者鱼际按摩，足三里和三阴交用拇指按摩，每穴要按摩 30 次左右，或者 3 分钟左右。具有温肾健脾的功效。对肾虚型慢性前列腺炎可坚持使用。

（4）方法四：术者将两手拇指指面按于水道穴，并逐渐向下用力，待患者小腹有发热感后，再持续按压 1 分钟后慢慢抬手，以通调水道；然后用双掌柔和用力逆时针揉患者小腹，以行气血，利湿热。该法用于湿热型慢性前列腺炎。

 如何采用足疗法治疗慢性前列腺炎?

现在，足疗保健已经成为人们茶余饭后、健康休闲必不可少的内容。所谓足疗就是足反射疗法。中医学认为，体表和内脏通过经络相联通，足部的某些特定部位是脏腑经气输注和聚集之处。通过对这些部位予以刺激，如点、按、揉等手法，可以疏通经络、运行气血以调节脏腑功能来治疗某些脏腑病变。

前列腺在足部的反射区位于下肢内侧踝骨关节突出部的下方一指稍后处。患有慢性前列腺炎时，按压此处会有压痛。我们可以针对该处不同程度的压痛点及膀胱区压痛点给以按摩、揉、压等刺激，可以改善患者的某些症状。如能配合中药足浴，则效果更好。下面介绍几个足浴中药方，供大家参考使用：

（1）活血通络足浴方：苏木 40 克，红花 30 克，川芎 15 克，独活 30 克，透骨草 30 克，乌梢蛇 25 克。具有活血通络的功效。加水适量,先浸泡 40 分钟，煎沸后再小火煎 20～30 分钟即可。趁热先熏蒸，待药液的温度降到可以忍受时浸泡，每天 1 次。该方可用于慢性前列腺炎的各个证型。

（2）清解活血足浴方：大血藤 30 克，败酱草 30 克，黄柏 15 克，大黄 10 克，赤芍 20 克，牛膝 30 克，牡丹皮 15 克。具有解毒利湿、活血消肿的功能。用法如上。主要用于湿热瘀阻型慢性前列腺炎。

（3）益肾活血足浴方：桑寄生 30 克,续断 30 克,吴茱萸 10 克,肉桂 10 克,川芎 15 克,乌药 15 克，红花 20 克，当归尾 30 克。具有温补脾肾、活血通络的功效。用法如上。主要用于肾虚型慢性前列腺炎。

28 前列腺会得结核吗?

> **案** 张先生，38 岁，2006 年 5 月，以"尿频、尿急、尿余沥不尽两年半"为主诉就诊。在几家医院诊断为慢性前列腺炎，经中西药治疗效果不好。详细询问患者得知，前列腺液不易按出，时有乏力、盗汗。指诊发现患者前列腺质地较硬，触摸输精管、附睾，发现附睾尾部肿大，质地较硬，输精管呈现串珠样改变。取精液检查发现结核杆菌。最后该患者被确诊为"前列腺结核、附睾结核"。抗结核治疗 1 年多后病情得以控制。

如果提到肺结核大家都非常熟悉，但如果说前列腺结核（结核性前列腺炎），很多人都迷惑不解，前列腺也会得结核吗？是的，并且在泌尿生殖系统发病率还是比较高的。有人对 105 例男性生殖系统结核的病理检查结果进行统计，发现前列腺结核占 95.2%，精囊结核占 61.9%，附睾结核占 48.5%，睾丸结核占 29.5%。男性生殖系统结核主要是继发性结核，很少单独存在，常常同时有前列腺、精囊、输精管、附睾和睾丸结核。由于前列腺结核早期常无症状，即使有症状也与慢性前列腺炎非常相似，很容易造成误诊，上述案例就是如此。

那么前列腺结核的发生机制是什么呢？过去认为是由肺或其他器官结核经血行途径感染附睾，再由输精管侵犯前列腺和精囊腺，但这一观点已被多数学者否定。男性生殖系结核究竟首先侵犯的是哪一部位，目前仍有争论，主要有 4 种观点：①源于附睾。②源于精囊腺。③源于附睾和精囊。④源于前列腺。大多数学者认为，男性生殖系结核最先侵犯的是前列腺和精囊腺，之后再通过输精管侵犯附睾和睾丸。

早期的前列腺结核，可在精囊和前列腺导管及射精管部位形成结核结节，之后播散到整个前列腺。随着病情的发展，结核结节可发展成冷脓肿，呈干酪样变性，形成空洞或纤维化，最后使得前列腺变成质地坚硬的肿块，形成多个结节。病情严重者前列腺周围也发生破溃，在会阴部形成窦道。

 前列腺结核对生育和性功能有影响吗？

前列腺结核和精囊结核常同时存在，病情发展缓慢，早期常无症状表现，有时会有尿频、尿急和会阴、睾丸、小腹坠胀疼痛等。我们知道精液主要由精浆和精子两部分组成，而精浆的 90% 以上为精囊腺液和前列腺液，当前列腺和精囊腺患有结核时，其腺体组织被大量破坏，分泌的腺液就会减少，精子的营养就会缺乏，就会出现精液量减少，精子活动能力下降；如果病情进一步发展可引起双侧输精管结核和双侧附睾结核（附睾结核多见尾部），就会导致无精子症，因此会使男性的生育能力受到影响。患前列腺结核时，患者常有射精疼痛，有时会有血精，会产生一定的思想负担，所以有些患者会出现性欲降低、勃起障碍、早泄等症状，对性功能造成一定的影响。

30 如何治疗前列腺结核？

前列腺结核一旦确诊，首先要积极采取抗结核治疗，治疗方案同治疗身体其他系统结核一样。同时也不要忽略原发疾病的治疗和对伴随症状的改善。在抗结核治疗的同时，可以辨证使用一些中药，这样可以进一步提高抗结核药物的效果，又能降低抗结核药物的副作用。如果通过规范化治疗却没有效果，或效果很差者，可在抗结核药物的配合下，对严重感染的病灶、干酪灶和空洞脓肿病变进行手术。前列腺结核合并附睾结核，且附睾结核病变严重，有冷脓肿或窦道形成的，则要考虑手术治疗。

 前列腺里会长结石吗？

胆结石、肾结石、膀胱结石、输尿管结石等，大家并不陌生，在做体格检查或做前列腺炎B超检查时，医生说前列腺里长了结石，就觉得不可思议。虽然前列腺是一个实质性器官，不像膀胱、胆、肾等脏器是一个中空的器官，但它里面确实会长出结石。

前列腺结石常发生于腺泡内或腺管中，医学上称为原发性或内源性结石，形成机制目前尚不清楚。有学者认为是由于一些含钙性物质沉积在前列腺腺泡或腺管内的"淀粉样体"、上皮细胞和炎性物上从而形成结石；有人认为是由于前列腺腺泡和排泄管发生了慢性炎症，腺泡扩张，腺管狭窄，使尿液中的一些盐类沉积在正常前列腺腺体组织上，从而形成结石。还有人认为结石形成与尿液返流、前列腺增生有关系。一般而言，前列腺结石小如粟米，大如豌豆，呈圆形或椭圆形，表面光滑。无症状者称为静止性结石，但大多数前列腺结石伴有前列腺炎或前列腺增生。

需要指出的是：来源于泌尿系的结石，如膀胱结石、输尿管结石等也可逗留在前列腺尿道部，或进入与后尿道相通的被感染而扩张的前列腺腺管内，这类结石我们称为假性前列腺结石，有时可以出现排尿困难等症状，要注意和内源性结石相区别。

32 前列腺结石是否需要治疗？

一般而言，通过 B 超检查或者在常规 X 线检查下发现单个或多个小结石但无明显症状者，原则上不予治疗；对前列腺结石同时伴有前列腺炎、尿路感染、前列腺增生、精囊炎者，以治疗并发症为主；对症状严重需要手术者，可据结石的多少、大小、位置和患者年龄等情况，采取适当的手术方法。

33 前列腺囊肿是怎么回事？需要治疗吗？

我们在临床上时常见到患者在做体格检查或做前列腺 B 超时，发现有前列腺囊肿。他们不禁要问，这是怎么回事？

前列腺囊肿发生的原因有先天和后天之别。先天性原因，前列腺腺体在胚胎发育期内受到障碍，致使前列腺导管狭窄，内容物潴留而成；或中肾导管与中肾旁管发育异常、部分管腔扩张而成囊肿。后天性前列腺囊肿是由坚韧的前列腺基质导致腺泡不完全或间断性梗阻，逐渐使腺泡上皮变厚，从而发展为潴留性囊肿的，可发生于前列腺的任何部位，有的可突出到膀胱颈部。也可由前列腺的慢性炎症导致结缔组织增生，腺管狭窄、分泌物排出不畅积聚而发囊肿。

如果囊肿较小，且没有任何症状和体征，原则上不予治疗；但如果囊肿较大，且压迫尿道或膀胱颈，出现尿频、排尿困难（尿线细、尿等待、排尿费力等），甚至出现尿潴留时，就要积极治疗。

 前列腺钙化灶或钙化斑是怎么回事？需要治疗吗？

经常有患者在做前列腺 B 超时，报告单提示：前列腺有钙化斑。这是怎么回事呢？

前列腺钙化实质是矿物质在前列腺组织中的沉积。钙化斑是人体许多组织损伤坏死后的最终转归方式之一。前列腺钙化是由于以前得过前列腺炎，愈合后就留下了钙化斑。它的出现表明前列腺以前有过炎症，现在静止了。一般认为，前列腺钙化、纤维化，是前列腺发生炎症留下的瘢痕，之后容易发展为结石。

从临床来看，大部分前列腺钙化灶的患者没有症状，只是在 B 超检查时才发现，一般不需要治疗；如果钙化灶较大或形成了结石，且有尿频、尿急、血尿等症状时，就要积极治疗。

慢性前列腺炎的预防和康复

 如何配合食疗方治疗慢性前列腺炎？

由于慢性前列腺炎病程长，易复发，所以如能在治疗过程中或恢复期辅以食疗方，对提高疗效和预防复发将起到积极作用。现介绍一些常用食疗法，供大家参考使用。

（1）冬瓜竹叶汤：冬瓜 200 克切成片，竹叶 10 克。加适量水煮熟，放少许盐、调味品后食用。具有清热利尿的功效。用于湿热下注型慢性前列腺炎患者的调理。

（2）山楂莲子汤：生山楂50克，莲子50克，生甘草10克。莲子去心与生山楂、甘草加水500毫升煎煮至莲子将熟时，加少许冰糖，煎煮山楂、莲子熟后，可吃莲子、山楂，喝汤。具有泻火解毒、缓急止痛的功效。用于湿热瘀阻型慢性前列腺炎患者的调理。

（3）兰花瘦肉汤：白兰花（鲜）30克，猪瘦肉约150克，加适量水煲汤食用。具有滋阴化浊的功效。用于阴虚湿热型慢性前列腺炎患者的调理。

（4）单味绿豆汤：取适量绿豆，清洗好用中火煮熟，代茶饮用。具有清热解毒、利尿通淋的功效。用于湿热下注型慢性前列腺炎患者的调理。

（5）牛鞭枸杞汤：牛鞭1条，枸杞子30克。放盐少许，文火炖熟，分2次吃完。具有补肾壮阳、收敛精气的功能。用于肾虚型慢性前列腺炎。症见尿频、尿余沥不尽、腰膝酸软。

（6）车前绿豆粥：取车前子60克，橘皮15克，通草10克。用纱布包，煮汁去渣，入绿豆50克和高粱米100克煮粥。空腹服，连服数日。用于湿热蕴结型慢性前列腺炎患者的调理。症见尿频、尿急、尿道疼痛等。

（7）腰花杜仲汤：羊腰子（或猪腰子）1对，杜仲15克，葱、盐适量。先把腰子切开，去膜切成腰花，放入调料与杜仲同炖，煮熟取腰花，可以喝汤吃腰花。用于肾虚型慢性前列腺炎患者的调理。症见尿无力，腰膝酸软，乏力、头晕等。

（8）芡实粉粥：芡实粉、核桃仁、大枣肉适量。把核桃仁研碎，与红枣肉一起入芡实粉同煮。每日1餐。用于肾虚型慢性前列腺炎患者的调理。症见滴白频频，腰膝酸软等。

（9）山药粥：山药、羊肉各500克，白米250克。羊肉煮熟后研泥，山药研泥，肉汤内下米，共煮为粥。用于气血亏虚型慢性前列腺炎患者的调理。症见尿无力、尿不尽、神疲乏力等。

（10）薏仁通草粥：薏苡仁50克，通草10克，或加大米30克。把通草水煎取汁，加入薏苡仁、大米煮粥，或用白糖调味服用。每日 1 次，用于湿热蕴结型慢性前列腺炎患者的调理。

（11）赤小豆鲫鱼粥：鲫鱼 1 条，赤小豆 50 克。先煮鱼取汁，另用赤小豆熬粥，当粥熬好的时候，加入鱼汁调匀食之。具有利湿导浊消肿的功效。用于小便不利、尿道滴白的慢性前列腺炎患者的调理。

（12）茯苓粉粥：茯苓粉 30 克，白米 30 克，大枣（去核）5 个。先把米和大枣煮成粥后，放入茯苓粉搅匀，可加白糖少许食之。具有健脾利湿、补益气血的功效。用于气血亏虚型慢性前列腺炎患者的调理。

 吃哪些食物有助于慢性前列腺炎康复？

由于苹果含有丰富的元素——锌，而锌是前列腺"抗菌因子"的主要成分，有助于防治前列腺炎，所以慢性前列腺炎患者每天应坚持至少吃 2 个苹果，有人把这种疗法称为"苹果疗法"。除苹果外，海参、大虾、核桃仁、枸杞子中含锌也丰富，患者也可适量食用。还可以多吃上海青、油麦菜等绿叶蔬菜。

从中医的角度分析，大部分慢性前列腺炎患者为湿热蕴结型或湿热瘀阻型，适合吃一些凉性或寒性的蔬菜水果，诸如柚子、西瓜、山竹、黄瓜、苦瓜、梨、芹菜、冬瓜等，而要少吃桂圆、橘子等热性食物；至于少数"虚寒"证型者，则恰好相反。对于肾虚者，可以吃些山药、核桃仁、枸杞子等。因此，防治慢性前列腺炎究竟适合吃什么样的食物，要先分清寒热、虚实，否则就不利于慢性前列腺炎的康复。

 如何做提肛运动来防治慢性前列腺炎？

临床上我们经常对一些慢性前列腺炎患者，尤其是伴有尿频、尿无力者，在采用中医综合疗法的同时，建议他们坚持做提肛运动配合治疗，以提高疗效、缩短疗程。因为通过提肛运动可以改善会阴部盆底、尿道括约肌和膀胱壁等部位的血液循环，能够提高这些肌肉的收放能力。现代医学所讲的生物反馈疗法与此非常相似，要求在做治疗时配合缩肛运动。提肛运动，在坐、卧和站立时都可以进行。现将该法介绍如下：

端坐于 50～60 厘米高的凳子上，双脚踏地，脚同肩宽，双手自然放于大腿上，掌心向上或向下均可。要思想集中，吸气时收腹，肛门和会阴部要慢慢用力内吸上提，呼气时放松，全身要自然。每组要作 50 次，至少 30 次，每天至少要作 2 组。如仰卧床上，两腿交叉上提屈曲髋部（使大腿尽量于腹部贴近），连做 20～30 次。屈髋时呼气，放松肛门，每天早晚各 1 次。该法贵在坚持，形成习惯。此外，提肛运动对老年良性前列腺增生所致的尿线变细、尿无力及中老年妇女尿失禁，也有较好的改善作用。

 怎样练习一些功法助力慢性前列腺炎康复？

慢性前列腺炎患者配合一些功法坚持练习，既能强健体魄，又可转移患者的注意力，将更有利于慢性前列腺炎的康复。下面介绍几个功法供患者选用。

（1）站立练习法：取站立位，先调匀呼吸，从头到脚，胸、腹、背、腰、臀、足，依次全身放松。吸气时意守放松部位，舌抵上腭，呼气时放松该部位，如觉骨肉分离，口微开。反复 3 次，全身放松后，慢慢吸气入鼻，经膻中下纳丹田，同时收提肛门、睾丸，意守丹田片刻，再将气由丹田经膻中从鼻孔呼出，同时慢慢放松肛门、睾丸。每日早晚各练习 1 次，每次 30 分钟左右。该法用于肾虚型慢性前列腺炎。

（2）内养生法（分呼吸法、意守法）：内养生姿势，一般先由卧式开始，是左侧、右侧还是仰卧位，依患者的病情和喜好而定。

1）呼吸法一：轻合其口，以鼻呼吸，先吸气，同时用意领气下达小腹，吸气时，不马上呼气，而使呼吸停顿（既不吸也不呼气）片刻后，再把气慢慢呼出。其基本呼吸运动为吸—停—呼。在呼吸的同时，默念字句，一般先由 3 个字开始，以后逐渐增加字数，以不超过 9 个字为宜。要求选择具有"静""松""美好""健康"内容的词句。该法用于实证慢性前列腺炎患者。

2）呼吸法二：以鼻呼吸或口鼻兼用。先吸气，不停顿地随之慢慢呼气，呼气完毕再行停顿。该养生法的基本呼吸运动为吸—呼—停，同时默念字句，字句内容同上法。该法用于虚证慢性前列腺炎患者。

3）意守丹田法：意守脐下1寸5分处。意守时不必精求一点，或过分拘泥，可以想象一个球形物置于小腹内。该法用于虚证的慢性前列腺炎患者。

 如何预防慢性前列腺炎的发生？

由于慢性前列腺炎的病因复杂，发生机制还没有完全清楚。该病病程长，易复发，给患者身心健康和工作、生活造成了很大影响，因此如何预防该病的发生，就显得非常重要。

（1）要积极彻底治疗泌尿生殖系统或其他部位的感染，注意生殖器官的卫生：包皮过长及包茎是慢性细菌性前列腺炎常见的感染原因之一。由于这类患者包皮腔内经常处于一种潮湿的状态，极有利于各种细菌的繁殖和生长，如白念珠菌、革兰氏阴性杆菌等，非常容易发生包皮炎、龟头炎、尿道炎，有时尿道内致病微生物随尿液逆行感染前列腺，诱发前列腺炎。所以我们建议包皮过长和包茎者，要尽早手术切除。某些性传播疾病，如急性淋病、非淋菌性尿道炎，如果治疗不规范、不彻底，非常容易引起淋菌性慢性前列腺炎，治疗上非常棘手。因此，对于这些性病患者一定要及时、彻底治愈，千万不要认为没有症状就是治好了。

（2）要养成良好的生活习惯：不抽烟，不酗酒，不要过食辛辣食物。多喝水，不憋尿。不要长时间骑车、久坐，以防前列腺持续充血水肿，诱发前列腺炎。

（3）要养成良好的性生活习惯，注意性生活卫生，有规律，戒除自慰。因为性生活过频或者过度手淫，易造成前列腺过度充血，久而久之，就可诱发慢性前列腺炎。"蜜月期前列腺炎"就是最好的例子。

（4）多吃苹果以防治慢性前列腺炎：有研究表明，慢性前列腺炎患者的前列腺液内的锌含量明显降低，但随着病情的好转，锌含量也逐渐提高，说明前列腺液中的锌含量与慢性前列腺炎的发生和发展有着密切关系。锌是前列腺内的一种重要元素，具有保护男性尿路和使前列腺不被感染的能力。苹果中不仅含有丰富的维生素 C，还有含量很高的锌。对于慢性前列腺炎患者，坚持每日吃 2～3 个苹果，或者饮用苹果汁，可以较快改善症状，促进疾病的康复，因此有人把这种方法称为"苹果疗法"。

（5）避免泌尿生殖系统不必要的检查和治疗：如没有必要，前列腺按摩不要做，若要做一定要手法轻柔，不能用力太猛；非特殊需要不要导尿，不要长时间保留导尿管，要及时合理使用抗生素，以预防感染。必要的经尿道检查的器械操作，一定做好消毒，预防感染。

（6）不要滥用抗生素：近些年来，抗生素不规范的使用已经成为诱发前列腺感染的常见原因之一，如感冒发烧、腹泻、身上长个小疖肿、上火等都用抗生素，已有滥用之嫌。建议大家在用抗生素时，一定要咨询医生，否则很容易导致某些细菌感染前列腺，而诱发慢性细菌性前列腺炎，严重者可引起双重感染。

（7）了解一些有关前列腺炎的基本知识：要尽量多了解一些有关前列腺炎的基本知识，预防和保护方法，这对我们养成良好的生活方式，保护前列腺具有重要意义。

（8）要适度锻炼，增强体质：选择一个适合自己的体育锻炼方式，如跑步、散步、打太极拳、打羽毛球等。腹部、臀部、大腿和会阴部肌肉的运动可以使前列腺得到按摩，可以改善前列腺组织的血液循环，从而提高前列腺的抗病能力。

良性前列腺增生

良性前列腺增生是老年男性的一种常见病、多发病，它会不会影响性功能，会不会导致肾衰竭，能不能手术治疗，能不能根治，术后有没有复发的可能，会不会发展为前列腺癌等相关问题，患者都非常关注。因此，为了更好地让患者了解良性前列腺增生，增加患者治疗疾病的信心，解除患者的恐惧、焦虑心理，下面对良性前列腺增生的相关知识进行详细的介绍。

前列腺增生的病因

 什么是良性前列腺增生？

为了便于大家理解这一病症，我们先了解一下"增生"的概念。所谓增生是指由于实质细胞数量增多所造成的组织、器官体积增大，可发生于任何组织和器官。前列腺的生长和发育受睾丸分泌的睾酮所控制。从出生到青春期前，前列腺的发育和生长比较缓慢，青春期后生长加快，大约在25岁至高峰，重量为20克左右。当年龄超过50岁后，很多人的前列腺又会增大，这就是我们常说的前列腺增生。由于这种增生是一种正常的增生现象，故称为良性前列腺增生。有学者把前列腺分为中央区、外周区、移行区和尿道周围腺体区。为便于大家记忆，我们可以把前列腺比作鸡蛋，那么蛋壳相当于前列腺的包膜，蛋白相当于前列腺的外周区，蛋黄相当于前列腺的移行区。前列腺增生多发生在前列腺的移行区和尿道周围腺体区。此外，前列腺还有一种异常的恶性增生现象，称之为前列腺癌，多发生在前列腺的外周部分，即前面所划分的前列腺的外周区。

良性前列腺增生是较常见的一种老年疾病。有国外报告显示，40 岁以后前列腺增生发生率逐年增加，51 ～ 60 岁有 50% 的男性出现病理上的前列腺增生，90 岁以上男性 90% 伴有前列腺增生。国内资料显示，51 ～ 60 岁前列腺增生发生率为 20%，61 ～ 70 岁为 50%，71 ～ 80 岁为 57.1%，81 岁以上为 83.3%。尽管前列腺增生的发病率较高，但并非所有的增生患者都会出现症状，如果没有症状，原则上不予处理。出现症状的前列腺增生，我们称之为临床良性前列腺增生，才需要积极治疗。

 前列腺增生与前列腺肥大是一回事吗?

前列腺增生和前列腺肥大不是一回事。1997 年第四届国际良性前列腺增生咨询委员会建议，如由前列腺增生导致前列腺体积增大，即称良性前列腺肥大。而前列腺增生是一个病理学名词，也就是说在显微镜下看到前列腺组织增生而前列腺体积不一定就增大，前列腺增生并不一定引起前列腺肥大；前列腺体积的增大也可由前列腺炎症所引起。可以说前列腺肥大是一个特定术语，以前我们总把前列腺增生习惯称为前列腺肥大，实际上是指前列腺增生导致的前列腺体积增大。由此可见，前列腺增生和前列腺肥大有着严格区别，不能混为一谈。

 前列腺体积增大就是前列腺增生吗?

我们经常看到一些医院的前列腺 B 超报告单，患者才 30 岁左右，就被诊断为前列腺增生，因为他们做 B 超发现前列腺体积较正常增大，实际上这种认识是错误的。成人正常前列腺大小为横径 3 ～ 4 厘米，纵径为 2.5 ～ 3 厘米，前后径为 2.5 ～ 3 厘米，重约 20 克。当前列腺充血水肿或有炎症时，前列腺的体积也增大，但这与前列腺增生所引起的增大有着本质的不同，良性前列腺增生和前列腺炎是两个完全不同的疾病。良性前列腺增生多发生于 50 岁以后的老年人，而慢性前列腺炎好发年龄为 18 ～ 45 岁。所以当我们指诊或 B 超检查发现患者的前列腺增大时，能否诊断为前列腺增生，除了要了解患者症状外，一定还要结合患者的年龄。良性前列腺增生症与慢性前列腺炎可以同时存在。

 为什么会得前列腺增生?

目前，前列腺增生发生的病因和机制尚不完全清楚。其学说主要有双氢睾酮学说（内分泌学）、细胞凋亡学说和生长因子学说等。双氢睾酮学说认为，前列腺增生组织中雄激素受体密度及双氢睾酮含量均升高，提示前列腺组织内雄激素代谢异常与前列腺增生的发生有关。随着分子生物学技术的不断发展，越来越多的研究表明，细胞凋亡参与了前列腺增生的发生发展过程。目前已发现多种凋亡相关基因，与前列腺增生的发生、发展密切相关。前列腺增生时，由于前列腺组织中各种基因、生长因子等表达水平发生改变，表现为细胞复制增加和（或）细胞死亡数目减少，从而引起总的细胞数目增加，导致前列腺体积的增大。

但每一种学说都不能较好地解释前列腺增生的所有问题，都有一定的局限性。目前大家普遍认可的是：高龄和功能性睾丸（就是具有分泌一定量且有活性的雄激素的睾丸）的存在是前列腺增生发生的必要条件。研究发现：年轻人很少得前列腺增生；青春期前切除睾丸者不发生前列腺增生；已经增生的前列腺在切除睾丸后发生退行性病变；前列腺增生组织中雄激素－双氢睾酮含量很高。

 前列腺增生发生在前列腺的哪个部位?

正如前面所说，有专家将前列腺分为外周区、中央区、移行区和尿道周围腺体区。前列腺增生发生在移行区和尿道周围腺体区。前列腺尿道周围腺体组织受肾上腺素能神经、胆碱能神经等支配，其中以肾上腺素能神经发挥主导作用。在前列腺和膀胱颈部有丰富的 α 受体尤其是 α_1 受体，这些受体的激活可加重排尿困难的程度。

前列腺增生的患者能用雄激素吗？

> **案** 刘先生，43岁，因患慢性前列腺炎听信广告到某医院进行了"腔内消融治疗术"，随后半年一直出现血精。刘先生本来慢性前列腺炎的症状并不严重，只是在久坐或者喝酒吃辛辣刺激性食物后，会出现尿频、尿急，会阴部坠胀疼痛。当他看到郑州某医院的"腔内消融治疗慢性前列腺炎，一次即可立竿见影"的广告后，就去治疗了，结果花钱不少，不但慢性前列腺炎没有治好，术后又出现了血精，非常苦恼。

一般来说，前列腺增生患者，是不推荐用雄激素的。因为雄激素能促进前列腺增长，雄激素对该病的发生发展起着关键作用。在前列腺组织中，雄激素发挥作用主要是通过一种酶，我们医学上称为 5α - 还原酶，通过这种酶的作用，使睾酮转化为发挥作用的双氢睾酮，从而发生前列腺增生。如果服用这种酶的抑制剂，就可以治疗前列腺增生。

另外，前列腺增生患者使用促黄体激素释放激素拮抗剂后，因抑制了下丘脑 - 垂体 - 睾丸性腺轴，患者的前列腺缩小，体积缩减，因增生导致的排尿困难症状有所缓解。由此可见雄激素和前列腺增生关系密切，给前列腺增生患者服用雄激素会加快增生的发展，原则上禁用。

 青年人会得前列腺增生吗？

良性前列腺增生是常见的一种老年病、多发病，但青年人会不会得这个病，目前尚有争议。多数学者认为青年人不会得前列腺增生，但有些学者在工作中发现，的确有青年人患有前列腺增生。由于其发病率相当低，误诊率相当高，所以对一些症状和前列腺增生相似，经过抗炎或其他疗法效果欠佳时，要高度怀疑增生的可能。必要时进行 MRI、CT 检查或膀胱镜检查，以明确诊断并采取相应的治疗方法。

患者最关注的前列腺增生相关问题

 前列腺增生的体积越大病情就越严重吗?

前列腺增生的体积大小与病情轻重并不完全一致。有的患者前列腺体积很大，但症状不明显，甚至没有任何不适；相反，有的患者前列腺体积并不大，然而梗阻症状却很严重。为什么会出现这种情况呢?

按照前列腺的解剖结构，我们可以把它分为两个侧叶、一个中叶和前后各一叶。按照与尿道的距离远近分为围绕后尿道的内层腺体，该部分腺体称为前列腺的移行区；外面的外层腺体称为前列腺的外周区。前列腺增生多发生于移行区。前列腺增生的梗阻严重程度并不完全与增生腺体大小成正比，而是与增生的部位密切相关。若增生发生在中叶，即使增生的程度不严重，但对尿道的压迫明显，也可较早出现排尿困难症状，此时，指诊或前列腺 B 超检查前列腺体积可能并不大。相反，若增生发生在后叶即使前列腺体积很大，也未必对后尿道造成明显的压迫，引起膀胱出口部位梗阻，而出现排尿困难症状。若增生发生在侧叶，由于增大的两侧叶间均有"V"形小裂隙，可以使尿液通过，出现症状较晚。所以，切不可以前列腺增生体积之大小来判断病情的轻重，以免造成不必要的心理负担。

 怎样判断良性前列腺增生患者病情的严重程度?

目前，我们多采用国际前列腺症状评分表（I-PSS），来判断前列腺增生患者症状的严重程度。国际前列腺症状评分表对症状的描述客观、具体和清晰，其评分有助于医者对患者的病情作出判断，对采取何种治疗方法如保守治疗还是手术治疗具有较好的参考价值。当然也可以作为评判某种疗法效果的重要指标。I-PSS 评分问卷表见下。

国际前列腺症状评分表（I-PSS）

在过去一个月内您是否有以下症状？	无	在五次中					症状评分
		少于一次	少于半数	大约半数	多于半数	几乎每次	
1.是否经常有尿不尽感？	0	1	2	3	4	5	
2.两次排尿时间是否经常小于2小时？	0	1	2	3	4	5	
3.是否曾经有间断性排尿？	0	1	2	3	4	5	
4.是否有憋尿现象？	0	1	2	3	4	5	
5.是否有尿线变细现象？	0	1	2	3	4	5	
6.是否需要用力及使劲才能开始排尿？	0	1	2	3	4	5	
7.从入睡到早起一般需要起来排尿几次？	0	1	2	3	4	5	
	0	1	2	3	4	5	
症状总评分＝							

注：I-PSS 评分患者分类如下。总分 0～35 分；轻度症状：0～7 分；中度症状：8～19 分；重度症状：20～35 分。

根据患者对目前症状的烦恼程度，对"假如按现在的排尿情况，你觉得今后生活质量如何？"进行回答，有"非常好、好、多数满意、满意和不满意各半、多数不满意、不愉快、很痛苦"7 个答案，分别积分 0～6 分，来判定排尿症状对生活质量的影响。如果您患有前列腺增生，就尽快到医院男科做个测评吧。

前列腺增生患者的前列腺体积会越长越大吗？

既然前列腺增生是一种老年病，不少患者总是担心增生的前列腺会随着年龄的增大也会越来越大，尤其对一些较为年轻的患者在选择保守治疗还是手术治疗上左右摇摆，难于决定。那到底前列腺体积是否会越来越大呢？

从目前的研究结果来看，回答是否定的。我们知道，前列腺增生通常发生在前列腺的移行区，尤其是尿道周围的腺体组织，而这部分仅占前列腺体的5%～10%。开始时是腺组织增生，就是以原有腺管形成新的分支，长入附近的前列腺间质中，之后再经过相应的变化形成新的构架——结节。研究发现，前列腺间质细胞既具有引导上皮增生的能力，又有制约上皮增生的功能，表现为上皮细胞和间质细胞的相对数量达到一定水平后，即停止再生。研究者在实验室也证明了，上皮细胞和间质细胞的细胞群比例是上皮细胞增生的决定因素。由此可见，人体对前列腺增生是有内在制约的，前列腺不会无限地增大。在临床实践中，临床医生也观察到许多患者的前列腺在增长到一定程度后就不再继续增大的这一事实。这也为我们开发研制治疗前列腺增生的药物以及让患者采用保守治疗方法提供了理论基础。

 患良性前列腺增生时为什么会出现排尿异常？

　　案 1　张先生,65 岁,2017 年 7 月,以"尿频、夜尿增多伴尿无力、尿线细、尿滴沥 2 年余，加重半年"为主诉就诊。经直肠前列腺超声，前列腺大小：6.8 厘米 ×5.9 厘米 ×5.8 厘米，前列腺特异性抗原 5.1 纳克 / 毫升（5.1ng/ml）；指诊：前列腺Ⅲ度大小，中央沟消失，表面光滑，质地尚可。又结合尿动力学等检查，结合医生建议，患者选择前列腺电切术，术后排尿正常。2019 年 3 月随访，患者一切正常。

　　案 2　刘先生，70 岁，2015 年 10 月，以"尿频（夜尿 3 到 5 次）、尿等待半年加重 2 个月"为主诉就诊。经直肠前列腺超声，前列腺大小：4.5 厘米 ×2.8 厘米 ×2.4 厘米，提示：前列腺增生。前列腺特异性抗原 1.2 纳克 / 毫升（1.2ng/ml）；指诊：前列腺大小正常，中央沟存在，表面光滑，质地尚可。以盐酸坦索罗辛联合金匮肾气丸治疗，1 周后症状就明显缓解。

> **案3** 孙先生，78岁，2018年9月，以"排尿困难3年"为主诉就诊。患者10个月前因确论"前列腺增生"，在某医院实施前列腺增生电切术，但术后患者尿细如线、排尿无力、尿等待症状没有明显缓解；彩超测定残余尿300毫升。经尿动力学等检查，提示：膀胱逼尿肌乏力。患者住院经过近1个月的中药、针灸等综合疗法，排尿困难症状减轻。

患良性前列腺增生时，患者会出现尿频、夜尿增多、尿急、排尿困难、尿线变细、尿中断、尿滴沥等排尿异常症状，出现这些症状的原因主要有以下3个方面：

（1）增大的前列腺压迫尿道——静力性因素：由于尿道从前列腺中间穿过，前列腺增生时，前列腺体积增大，压迫尿道，可使尿道弯曲、变细，对膀胱颈部造成压迫从而出现梗阻症状。导致这种尿路梗阻的原因，医学上称为静力性因素，这类梗阻就是所谓的机械性静力性梗阻。目前常用的经尿道电切术、手术切除（或剜除）前列腺增生组织治疗前列腺增生的方法，目的就是缓解或解除静力性因素。如案1，排尿异常的主要原因就是由增大的前列腺压迫尿道所致。

（2）看不见的干扰——动力性因素：有些患者的前列腺体积并不是太大，但梗阻症状非常严重，无法用机械性静力因素给予解释。学者们通过深入研究，提出了动力性梗阻的观点。该观点认为，梗阻不仅由增大的前列腺压迫尿道引起，也可由前列腺、尿道和膀胱颈部平滑肌过度紧张、压力增加引起，或者说是因这些部位的平滑肌痉挛所导致的，把这种梗阻称为痉挛性梗阻。研究表明，前列腺尿道周围腺体组织主要受肾上腺素能神经支配，在前列腺和膀胱颈部有丰富的 α 受体尤其是 $α_1$ 受体。这就是我们使用 α 受体拮抗剂后产生良好效果的原因，如案例2。

（3）膀胱收缩功能低下或功能紊乱：有些良性前列腺增生患者，手术切除前列腺后，甚至再采用高选择性、长效的 α 受体拮抗剂治疗，患者尿频、尿急、排尿困难、紧迫性尿失禁等症状并不缓解。主要原因可能由于逼尿肌受损、膀胱无力、膀胱功能不稳定等因素有关。据有关资料统计，有 52%～82% 的良性前列腺增生患者出现尿频、尿急、尿失禁，是因为不稳定性膀胱。膀胱逼尿肌功能损伤，膀胱收缩乏力，也可引起排尿困难，甚至手术后恢复仍较差。如案例 3 中患者出现的症状就是因术后效果不好所引起。

 为什么随着年龄的增长，夜尿次数也增多？

许多上了年纪的人都有这样的体会，随着年龄的增长，晚上起夜次数较之前明显增多，或者说原来不起夜的人，现在晚上也起一两次。如果这样的话您就要警惕了，可能患上了良性前列腺增生。这种现象是因良性前列腺增生压迫前列腺部尿道，或者前列腺部、膀胱颈部平滑肌痉挛等引起的尿道梗阻。一般来说，夜尿次数增多常是前列腺增生的早期信号，夜尿次数越多表明增生所致的尿路梗阻就越严重。一般而言，夜尿在 1 次以上，且尿量少者，即可视为病理性夜尿多；若下午、晚间因饮水或饮料摄入过多出现夜尿次数增加且伴有尿量多者，应视为生理性夜尿增多。

中医学认为，小便能否正常排泄，有赖于膀胱气化功能是否正常，但最终取决于人体肾气的盛衰。年过半百，肾气亏虚，无以温养膀胱，致使化气行水通利小便功能失常，入夜之后肾气更亏，不能固摄小便，故夜尿增多。

 我的前列腺增生做过手术了，为什么症状没有好转？

经常有患者问医生，我的前列腺已经手术切除了，为什么还出现尿频、尿急、排尿困难呢？甚至没有一点好转，患者因此非常懊悔。不少人认为手术切除前列腺就能彻底解决问题，其实不然，正如我们前面所说，引起排尿异常的原因有机械静力性因素、动力性因素以及膀胱的功能状态。我们曾对 100 例前列腺增生术后患者（在多个医院进行手术，包括前列腺电切和开放手术）随访，结果 56% 的患者认为效果比较理想，近 15% 的患者认为没有效果，14% 的患者出现了手术并发症。切除前列腺只是解除或者缓解了引起下尿路梗阻的静力因素的影响，对其他因素影响不大。术后效果如何主要还得看膀胱逼尿肌收缩力的好坏。所以要想获得术后良好的效果，术前一定要严格把握手术适应证。平素要注意保护膀胱出口梗阻时的逼尿肌功能。

 良性前列腺增生会引起血尿吗？

> **案** 王先生，57 岁，2018 年 11 月 26 日，以"突然出现血尿 2 天"为主诉就诊。患者平常身体健康，排尿也正常，但 2 天前饮酒后突然出现血尿，排尿不疼痛。最后经过相关检查，确定为良性前列腺增生引起的血尿，让患者虚惊一场。大家会问，前列腺增生也会引起血尿吗？

一般来讲，患者发现血尿，尤其是一些平素没有任何不舒服的老年男性患者出现这种情况，精神都比较紧张，压力比较大，因为他们往往把血尿与恶性肿瘤联系在一起。实际上导致血尿的原因很多，除肿瘤外，还有急性尿道炎、急性膀胱炎、膀胱结石及良性前列腺增生等。

良性前列腺增生之所以出现血尿是因前列腺增生后，前列腺的黏膜毛细血管充血，小血管曲张，加之排尿不畅，用力过大，或者排尿后局部压力骤减，易引起前列腺部尿道和膀胱颈黏膜下血管破裂而出现血尿，轻则仅在显微镜下方可看到，重则表现为肉眼血尿。血尿较易出现在中叶增生的前列腺增生患者，尤其是伴有感染或膀胱结石时，最易发生血管破裂出血。

出现血尿既不要过于紧张，也不能掉以轻心，尤其是无痛性血尿，我们首先要排除肿瘤尤其是恶性肿瘤如膀胱癌、前列腺癌、肾癌等诱发的血尿，要做最坏的打算。要在医生的建议下，做双肾、输尿管、膀胱、前列腺 B 超，做前列腺指诊，抽血检查血清游离前列腺特异性抗原和总前列腺特异性抗原，前列腺 MRI 和膀胱镜检查，必要时前列腺穿刺活检，以明确诊断。

8 良性前列腺增生会引起肾功能衰竭吗？为什么？

> **案** 张先生，62岁，郑州郊区农民。2007年4月，以"排尿困难10余天，加重2天"为主诉就诊。患者形体消瘦，平素没有任何症状，因家庭条件较差，没有做过身体检查。于10天前突然出现排尿不畅，自行服用消炎药，没有效果，近2天症状又加重，同时伴有恶心、食欲差。我们体检发现患者小腹膨隆，且闻到一种"氨臭"味。指诊：前列腺Ⅲ度大小，表面光滑，质地尚可，中央沟消失，压痛不明显。长期的临床经验告诉我们，该患者是前列腺增生，并且已出现了严重的尿潴留和肾功能损伤。最后B超提示：残余尿量为560毫升，中度肾积水。告诉患者最好马上住院手术，尽快解除尿路梗阻。手术3个月后随访，患者情况良好，肾功能基本恢复正常。

上述病例提示我们，前列腺增生可以导致肾功能衰竭；年过50岁以上的男性朋友，每年都要做一次前列腺体检，做指诊、B超检查，化验血清前列腺特异性抗原；对于确诊有前列腺增生的患者，即使没有症状，虽然不需要特殊处理，但一定也要定期到医院检查，因为每个患者对症状的耐受程度有差异，每个患者的临床进展速度也有差异，正如我们前面所说千万不能放任自流，否则会危及患者的生命安全。

前列腺增生为什么会导致肾功能衰竭呢？可以说肾功能衰竭是前列腺增生没有治疗或者没有及时正确治疗所导致的一种结果。我们知道前列腺增生在早期，由于膀胱的逼尿肌功能还没有受到损伤，膀胱的代偿能力还好，尚能将膀胱内的尿液排出干净。但随着病情的进展，一则尿路梗阻加重，二则膀胱逼尿肌功能受到进一步损害，致使膀胱功能处于一种失代偿状态，不能把所有的尿液从膀胱排出体外，这样就产生了残余尿，即尿潴留。排尿虽然困难，但能排出，这种情况医学上称为"慢性尿潴留"，实际上许多前列腺增生患者，如果没有及时采取正确的治疗措施，将长时间处于这样一种状态，使得膀胱内的残余尿越来越多,久而久之使得膀胱内的压力缓慢升高,残余尿液在膀胱内压力的作用下想尽一切办法寻找"出口",正常排尿路径不通畅,尿液只好沿着老路——输尿管又逆流入肾脏。本来肾脏是机体的"垃圾处理厂",当它处理过的垃圾——尿液再灌注到这个工厂后,工厂就会"停工或半停工",各种毒素就会在体内堆积,进而损伤肾功能,此时患者就会出现少尿、恶心、呕吐等症状,甚至出现水肿、血压升高、意识迟钝、昏迷等危重症状。

如果膀胱内的尿液一点也排不出,小腹胀满疼痛,医学上称为"急性尿潴留",发病急,对肾功能的损伤更为严重,由于排出尿液的"闸门"被封,在较短的时间内膀胱中的尿液就会迅速增多,甚至可以把膀胱憋破,后果非常严重,如不及时治疗,可能会危及生命。一般来说,当出现残余尿时,尤其是那些平素不喜欢喝水的前列腺增生患者,这部分尿液就像一潭死水,很容易诱发尿路感染,如肾盂肾炎、膀胱炎、尿道炎等并发症。这些并发症反过来又会加重排尿困难,使残余尿增多,二者互为因果,彼此影响,进而加重、加快肾功能的损伤。所以前列腺增生患者一定要积极治疗,要养成多喝水的好习惯。

 出现尿频和排尿困难就是得了前列腺增生吗?

> **案** 南先生,66岁,2017年5月,以"尿频、尿等待1年余"为主诉就诊。患者1年前出现夜尿多(每晚3次)、尿急,时有排尿滴沥、尿等待,某医院诊断为良性前列腺增生。经治疗,效果并不明显,且近3个月症状加重,尤其是尿等待。前列腺经直肠彩超,大小4.1厘米×3.2厘米×3.2厘米。指诊:前列腺大小基本正常,表面光滑,质地尚可,中央沟存在。膀胱残余尿250毫升。患者糖尿病病史为11年。尿动力学检查提示膀胱逼尿肌收缩功能减弱。初步诊断为神经源性膀胱。前列腺增生引起的下尿路梗阻不是主要原因。

尿频、排尿困难多见于良性前列腺增生的老年人,但并非所有老人都得前列腺增生；或者说，这些症状都是因前列腺增生引起的。但出现尿频、尿急、排尿困难等症状，要注意与其他疾病鉴别，常见的疾病主要有：

（1）神经源性膀胱：该病也可见尿频、尿急、排尿困难和尿潴留等症状，但神经源性膀胱患者常有神经损伤史和神经功能障碍体征，如下肢截瘫、肛门括约肌松弛等，或长期患有糖尿病，或长期服用抗胆碱类药物如山莨菪碱、普鲁本辛（溴丙胺太林）等。前列腺指诊、B超等检查，前列腺并不增大。

（2）尿道狭窄：也可出现排尿困难，尿线变细，尿潴留等。患者多有尿道外伤史，慢性尿道炎史或尿道器械操作史，如通过尿道的一些手术或长时间保留导尿等。一般通过尿道扩张或造影可明确诊断。

（3）前列腺癌：症状和前列腺增生非常相似。但是指诊可见两侧不对称，质地较硬，有结节，一般通过血清前列腺特异性抗原检测和B超检查可以确诊，必要时进行MRI和前列腺活组织病理检查。

（4）前列腺结核：可见尿频和血尿等症状，前列腺体积可增大，但多有泌尿系其他器官结核，常合并精囊腺结核、附睾结核等，体格检查可发现输精管呈现串珠样改变。

10 前列腺增生可能会出现哪些严重后果？

（1）尿潴留：前列腺增生随着病情的发展，膀胱内就出现残余尿，就是尿潴留，只要尿路梗阻没有解除，慢性尿潴留就可以长时间存在；急性尿潴留多由气候变化、饮酒、服用某些药物等诱发。尿潴留发展最终会引起肾损伤。

（2）肾损伤：可以说尿潴留是引起肾损伤的根本原因，因为随着膀胱残余尿的增多，尿液会逆行由输尿管进入肾脏，从而发生肾积水，损伤肾功能，严重者出现尿毒症，危及患者生命。

（3）尿失禁：随着下尿路梗阻的加重和膀胱收缩功能的逐步受损，膀胱内的残余尿会逐渐增加，膀胱内压力也随着升高，当升高到一定程度的时候，尿液就会不知不觉地从尿道口流出，这种现象医学上称为"充盈性尿失禁"。

（4）尿路感染：膀胱内的残余尿就如同一潭死水，容易诱发泌尿系感染。感染的发生又可使残余尿量进一步增多，从而加重肾功能的损伤。

（5）血尿：这也是前列腺增生患者常见的并发症，轻者仅为镜下血尿，严重者出现肉眼血尿，当感染和伴有膀胱结石时，更容易导致血管破裂而出现血尿。但切记，血尿并非只有良性前列腺增生才出现，一定要注意排除前列腺癌、膀胱癌等病变。

（6）膀胱结石：与尿路梗阻和膀胱内尿液残留有关，有时患者会出现体位性排尿困难，换一个体位，就会缓解。有时是在进行 B 超检查时发现膀胱结石。

（7）疝气、痔疮和脱肛：这些并发症常被患者和医生所忽视，总认为前列腺增生的并发症都与排尿有关，其实不然。对患有疝气、痔疮或脱肛的老年朋友，一定要检查前列腺，绝不可头痛医头，脚痛医脚，也许前列腺增生就是它发生的根本原因。因为前列腺增生时，多有排尿困难，常常需要憋气和用力才能排出小便，腹压的长期增加，容易出现疝气、痔疮和脱肛。

 得了前列腺增生还能不能过性生活？

首先大家应该明白，前列腺增生本身对性生活并没有什么不好，或者说该病不影响患者的性欲或性能力。那么得了前列腺增生还能不能过性生活？这是老年朋友普遍关注的问题。由于性生活会加重前列腺的充血，使排尿困难进一步加重，甚至可以诱发急性尿潴留，因此恣情纵欲是有害的。但另一方面，如果过度禁欲，老年男性的性积聚不能适时释放，会使外生殖器性敏感性增强，更易引起阴茎勃起，使前列腺反复充血，也可使前列腺增生的病情加重。所以正确的态度是：前列腺增生患者应根据自身的情况和病情轻重，适度性生活。如果症状不重，病情稳定，从未发生过尿潴留的患者，每月可过一两次性生活，且性生活后最好用温水坐浴 30 ～ 40 分钟。若病情较重，曾发生过急性尿潴留，身体情况欠佳者，最好还是不要过性生活。

12 前列腺增生患者突然尿不出来怎么办？

（1）热敷：热敷下腹部膀胱区及会阴部，对尿潴留时间较短，膀胱充盈不十分严重的患者有较好疗效。也可采用热水坐浴，如在热水中有排尿感时，可在水中试排，千万不要起身去厕所排尿，以防失去自行排尿的机会。也可打开家中的水龙头，使其慢慢滴水，听其声音，诱发排尿。也可用适量细盐（一般为 250 克左右）炒热后用布包好热敷肚脐，常可收到较好效果。

（2）按摩：患者或家属均可操作，操作者用右手拇指末节腹面持续按压关元穴（肚脐下 3 寸，就是大约患者食指、中指、无名指三指并拢宽度），开始用力要轻，然后逐渐用力，按压时拇指宜略加旋转。每次按压 5 分钟左右。按压关元穴位后，继续顺脐到耻骨联合中点处轻轻按摩，并逐渐加力，并用手掌自膀胱上方向下轻压膀胱，以助排尿，切忌用力过猛，以免造成膀胱破裂。

（3）针灸：取关元、中极、气海、三阴交、膀胱俞等穴。可中等强度刺激，可留针 10 分钟，一般取针后半小时可出现排尿现象。

（4）药物：适当选用高选择性和长效类 α 受体拮抗剂如盐酸坦索罗辛、盐酸特拉唑嗪等。服用这类药物可同时配合按摩、针灸、热敷等疗法，以迅速缓解尿潴留。

（5）导尿：如经上述处理仍不能排尿者，应尽快到医院进行导尿。但千万记住每次导尿量尤其是第一次不得超过 1 000 毫升，因为排出尿量过多，容易导致膀胱内压力骤降，诱发出血等并发症。导尿管一般要保留几天，要定时如 1 小时左右排放一次尿液，适量使用抗生素预防感染等。

（6）膀胱穿刺：尿潴留非常严重，又无法导尿的情况下，作为一种应急方法可以采用。一般在膀胱充盈时膀胱上界常在耻骨联合上三四横指或更高位置使用该方法。常规消毒后，在局部麻醉下用 22 号长针或腰椎穿刺针，在耻骨上 1.5～2 厘米处，垂直向膀胱内穿刺，针进入膀胱就有尿液溢出。用注射器将尿液慢慢抽尽，之后将针拔出。针眼用消毒纱布按压并固定，以防感染。

（7）膀胱造瘘术：重度急性尿潴留，其他方法无效，或由于前列腺体积过大或其他原因导尿管无法插入或无法实施导尿，此时应立即采取耻骨上膀胱造瘘术，以迅速缓解病情。

13 哪些药物前列腺增生患者要慎用或禁用?

> **案** 孙先生，71 岁，2019 年 6 月，以"不能排出小便 2 小时"为主诉就诊。患者平时身体健康，排尿正常。3 小时前因腹痛、腹泻、呕吐在某社区门诊诊断为急性胃肠炎，进行输液治疗，虽然治疗后腹痛缓解，但出现排尿困难，甚至无法排出。查看病历发现患者使用了山莨菪碱，它就是引起患者突然排不出小便的元凶。

研究发现，某些药物可以诱发或加重尿潴留，且发生较快，有的在用药几个小时后就可发病。前列腺增生患者禁用或慎用的常用药物主要有：

（1）抗胆碱类药物：这类药物常用于缓解胃肠痉挛性疼痛、肾绞痛等。常用的有维 U 颠茄铝美片Ⅱ、颠茄、阿托品、山莨菪碱、东莨菪碱、溴化甲基阿托品、普鲁本辛（溴丙胺太林）等，这些药可使膀胱逼尿肌松弛，诱发急性尿潴留。如该案就是用了山莨菪碱引起的。

（2）强效利尿药：如呋塞米、依他尼酸等，可以引起电解质紊乱，进而导致尿潴留。

（3）抗过敏药：如异丙嗪、氯苯那敏、茶苯海明、赛庚啶等。

（4）抗精神病药：如氯丙嗪、氟哌啶醇等。

（5）抗抑郁类药：如丙米嗪、多塞平、舍曲林、氯米帕明等。

（6）平喘类药：如氨茶碱、麻黄碱及奥西那林（异丙喘宁）等均可诱发尿潴留。

（7）抗感冒类药：因为这类药物中多含有 α 受体兴奋剂、抗过敏、镇静安神类药物成分，服用后可导致排尿困难，常用的有日夜百服宁、白加黑片、速效伤风胶囊、维 C 银翘片等。

（8）心脑血管病用药：如普萘洛尔、硝苯地平及维拉帕米，可抑制膀胱肌而发生尿潴留。

（9）某些外用药：如阿托品滴眼液和麻黄碱滴鼻液等，在使用时也要小心。

（10）中药制剂：一些含有麻黄的中药制剂，如急支糖浆、止嗽化痰冲剂、神奇止咳冲剂、桂龙咳喘胶囊等，或含有中药麻黄的中药汤剂，含有枳实的中药制剂，也要慎用。

 平常排尿无异常，为什么现在突然尿不下来（急性尿潴留的发生）？

案1　孔先生，65 岁，2010 年 8 月，以"排尿困难 3 小时加重半小时"为主诉就诊。患者平素身体健康，无尿频、尿急、排尿困难等症状。4 小时前因腹痛、腹泻到某医院急诊处理，经治疗后腹痛缓解。但于 3 小时前出现排尿困难，小便无力，尿线变细。近半小时，症状进一步加重，小便点滴而下；检查小腹膨隆，患者非常痛苦，诊断为急性尿潴留，立刻导尿处理。后经 B 超和前列腺指诊，发现患者有前列腺增生。查看在某医院的急诊病例，我们终于找到了导致患者突然发生急性尿潴留的罪魁祸首——阿托品，医生为了缓解患者腹痛使用了该药物，结果患者就突然尿不出来了。

案2　邓先生，58 岁，2009 年 11 月，以"排尿困难 1 周加重 1 小时"为主诉就诊。患者 20 天前患感冒，用药后头痛、发热症状缓解，但一直咳嗽不减，10 天前看中医吃几剂中药后，咳嗽明显好转，但感觉排尿没有以前顺畅，未在意，继续服用中药治疗，排尿困难也越来越重，近 1 小时突然一点尿液也排不出来，急来就诊。我们经过相关检查后诊断为急性尿潴留和良性前列腺增生。马上导尿，后经相关处理恢复正常。该例患者平素也没有任何排尿异常症状。通过详细询问患者得知，患者感冒服用了日夜百服宁和双黄连口服液，治咳嗽所服用的汤剂中有中药麻黄，我们最后分析感冒药和中药麻黄是诱发急性尿潴留的根本原因。

有些前列腺增生患者因为尿道阻力增大及膀胱逼尿肌功能受损，虽然排尿困难但还能排出，甚至有的患者平常就没有症状，如以上两例患者。当患者受到某种诱因的影响时，膀胱颈部或前列腺平滑肌等紧张度增高，引起尿道阻力进一步增加，或者膀胱逼尿肌收缩更加乏力，从而导致急性尿潴留的发生。因此，避免某些诱因的影响，就可以预防或者减少急性尿潴留的发生。常用的预防方法主要有：

（1）禁用或慎用某些药物：一些感冒药，如复方盐酸伪麻黄碱、白加黑片、日夜百服宁及维 C 银翘片、感冒灵冲剂等；拮抗 M 胆碱受体的药物，如山莨菪碱、阿托品、普鲁本辛等；含有麻黄的止咳平喘类中药如止嗽化痰冲剂、神奇止咳冲剂、桂龙咳喘胶囊等；一些镇静安神药，如地西泮、氯丙嗪等药物（详见书中有关内容），这些药物均要慎用或禁用。另外，看病开药时要主动告诉医生自己患有前列腺增生，或有排尿困难症状，使医生心中有数。前列腺增生患者在服用某种药物以前，要详细阅读药物使用说明书，如果说明书上写有前列腺增生患者慎用，那就要注意了。

（2）养成良好的生活习惯：饮酒、久坐、性生活过度可以引起盆腔充血，增加尿道阻力；憋尿导致膀胱的过度充盈，逼尿肌收缩能力下降，这些均可诱发急性尿潴留。所以前列腺增生患者要禁止饮酒，不要长时间坐在那里看电视、打牌等。要根据自己的身体状况和病情，在医生的指导下适度过性生活，性生活过后最好温水坐浴。要养成多喝开水、多喝粥、多喝汤的习惯，尤其是已发生残余尿的前列腺增生患者，这样可以防止泌尿系感染，预防急性尿路感染的发生。另外，对于突然变冷的天气，要及时做好保暖工作，因为人体的神经系统会出现应急反应，引起尿道压力升高，膀胱逼尿肌收缩力下降，可直接诱发急性尿潴留。

（3）避免某些医疗操作而诱发尿潴留：有些前列腺增生患者平素没有症状或者排尿还可以，但在做了前列腺按摩或经直肠超声引导下前列腺穿刺等检查后突然出现尿潴留，其原因是这些操作直接引起了前列腺的水肿，增加了尿道阻力。还有些是因其他疾病而手术，麻醉后逼尿肌功能恢复缓慢，从而发生尿潴留。对于这些情况虽然我们不能完全避免，但要尽可能将这些医疗操作的影响降低到最低限度。

 前列腺增生会癌变吗?

前列腺增生属于良性病变，是常见的一种老年病，或"长寿病"，与前列腺癌之间有何种关系，目前尚无定论。认为有一定关联的学者发现，在前列腺增生的人群中，前列腺癌的发病率高于正常人。另外，前列腺增生后其增生的组织有时会形成结节，而增生的结节不断增殖，其内部的组织细胞可能会不断生长，这就不能排除癌变的可能。有的学者也确实发现有的前列腺增生的外层组织中存在着微小癌症病灶。

认为二者无关的学者并未发现在前列腺增生的人群中，前列腺癌的发病率和死亡率高于正常人。另外，前列腺增生和前列腺癌发生的部位不同。就如同上面所说，如果把前列腺比喻为橘子，那么前列腺的外周区就相当于橘皮、移行区就相当于橘肉，前列腺部尿道则穿过移行区（橘肉），前列腺增生主要发生于移行区，就是橘肉部分，而前列腺癌主要发生于外周区，就是橘皮部分，因此认为两种疾病之间没有因果关系。

前列腺增生的发病率很高，而前列腺癌的发病率相对较低，且二者发生部位不同，从目前的研究资料来看，很多学者认为二者没有必然联系，前列腺增生一般不会癌变，所以前列腺增生患者大可不必紧张。但因前列腺癌早期没有特异的症状表现，早期和前列腺增生非常相似，隐蔽性很强，所以前列腺增生患者一定要定期检查，以排除或尽早发现前列腺癌，及时采取相应措施。

 前列腺电切术后或开放手术后就不会得前列腺癌了吗?

当然不是。无论何种手术方式，术后发生前列腺癌的可能性还是很大的。正如我们在前面有关问题中所说的那样，无论是开放性手术还是通过尿道前列腺电切术，"剜除"或电切的是"橘肉"部分，就是前列腺增生的好发部位——前列腺移行区，而对于前列腺癌的好发区域"橘皮"——前列腺的外周区，并没有切除，所以即便手术了，仍有可能会得前列腺癌。老年朋友千万不要认为做过手术了就放松对前列腺癌的预防，仍要坚持定期到医院检查。

前列腺增生手术会影响性功能吗?

> **案** 张先生，65岁，2010年3月，以"性生活时没有精液射出2个月"为主诉就诊。患者于10个月前在某医院做前列腺电切术，术后排尿困难症状改善明显，但近2个月发现在性生活时有射精的快感，但没有精液溢出，患者平素身体健康。根据这些情况，综合分析，该患者得的是逆行射精，主要原因是手术电切时损伤了膀胱内括约肌（正常射精时关闭，精液射出体外），致使在射精时不能很好关闭，精液逆流入膀胱。这是前列腺电切术最常见的并发症。鉴于患者不考虑生育问题,所以不需要采取任何治疗方式。

对大量临床资料分析发现，前列腺增生患者无论采取何种手术方式，开放手术还是微创手术，患者的性功能均会受到不同程度的影响。常见的术后性功能障碍有逆行射精和勃起功能障碍（阳痿）。所谓逆行射精是在性生活时，有射精的感觉，有射精快感，但无精液从尿道口流出，而是逆行进入膀胱。在手术过程中会对控制阴茎勃起的神经造成一定损伤，因为有两束控制勃起的神经紧贴前列腺的表面行走，之后从阴茎根部进入阴茎。开放手术造成损伤的可能较重，电切术相对来讲对该神经的损伤较小，如果损伤严重就可以导致勃起障碍。逆行射精是经尿道前列腺切除术的主要并发症，约占90%，因为该手术不影响阴茎的血液供应，对阴茎勃起神经损伤也很小，故勃起障碍的发生率较低。

术前要告诉患者前列腺手术有可能导致的性功能障碍问题，让患者有一定的思想准备。一般来说，术前性功能正常的患者，术后经过一段时间的恢复，性功能一般也能恢复正常。因为绝大多数前列腺增生患者手术治疗常选用前列腺电切术，虽然逆行射精发生率较高，但不影响患者的性欲和正常勃起。要让患者对逆行射精有一个正确认识，以免造成不必要的心理负担，从而诱发勃起障碍。对术后出现勃起障碍的患者，如果身体状况良好，有性需求，可在医生的指导下，服用一些药物，也可以辨证使用中药或针灸疗法等，以满足性需要，享受性乐趣，这样也有利于患者的身心健康。

 良性前列腺增生都需要治疗吗?

> **案** 虎先生，2018 年 3 月，体格检查时发现前列腺体积增大后就诊。经直肠前列腺超声：前列腺大小为 6.3 厘米 ×5.8 厘米 ×6.1 厘米。患者没有尿频和排尿困难症状。总前列腺特异性抗原：1.9 纳克／毫升，游离前列腺特异性抗原：0.29 纳克／毫升。指诊：前列腺Ⅲ度大小，表面光滑，中央沟消失，质地可。基于这种情况，我们建议患者"观察等待"，不需要特殊处理。

临床上经常有一些老年患者，在健康体检时做 B 超发现前列腺增生，平素没有任何症状，要求医生开药吃。像这种情况，原则上不需要治疗，只需观察等待就行。有些前列腺增生患者在相当长的时间内无明显症状，另外，有些人对症状的忍受程度比较强，也没有出现前列腺增生的并发症，对这些患者可以暂时不予治疗，但要动态观察病情的变化，这种方法我们称为"观察等待"。

那么在观察等待期间，就对患者不管不问，顺其自然发展吗？当然不是。首先要让患者做好日常生活调理，养成良好的生活习惯，如不喝酒，不吃辣椒。某些药物要慎用或禁用，如有些感冒药（新康泰克、日夜百服宁、白加黑等），镇静催眠药（如阿普唑仑、艾司唑仑、氯丙嗪等）及有些解痉镇痛药。其次，在观察等待期间，要定期随访患者，要让患者至少每年到医院做一次检查，主要包括症状的评估（I-PSS 积分）、直肠指诊、泌尿系统 B 超检查、前列腺 B 超检查（有条件的要做经直肠 B 超）、残余尿检查、尿流率检查、尿常规检查、血清前列腺特异性抗原检查等。要注意建立检查档案，便于对照比较，及时发现病情变化，从而采取相应的治疗措施。

但是，如果在观察期间出现以下情况，则应积极治疗：①急性尿潴留，尤其是反复出现尿潴留。②残余尿量逐渐增多，且经常诱发尿路感染。二者常互为因果，彼此影响，此时必须解除尿路梗阻，否则膀胱功能将受到更大损伤。③出现充盈性尿失禁、肾积水、输尿管扩张等。这些情况的出现表明膀胱功能的损伤已经很严重，如及时处理也许尚有改善的可能。④出现了血尿和膀胱结石等。这时都要积极采取治疗措施，不可延误病情。

前列腺增生的检查

 良性前列腺增生患者应该做哪些检查？

前列腺增生患者一般要做如下检查：

（1）直肠指诊：通过指诊可以了解前列腺的大小、形体、质地、有无结节、中央沟是否变浅或消失，前列腺是否有压痛及肛门括约肌的张力情况。

（2）尿常规检查：通过尿常规检查了解尿路是否有感染、是否有尿蛋白或血尿等。

（3）血清前列腺特异性抗原检查：前列腺癌、良性前列腺增生、慢性前列腺炎都可引起血清前列腺特异性抗原升高，并非仅有前列腺癌才导致其升高。前列腺特异性抗原是前列腺增生临床进展的风险预测因素之一。国内外研究发现，血清前列腺特异性抗原可预测前列腺体积的增加、最大尿流率的改变以及急性尿潴留发生的危险和需要手术的可能性。如有条件的话可以结合游离前列腺特异性抗原的检测，其临床价值更大。

（4）超声检查：超声检查可以了解前列腺形态、大小、有无异常回声、是否突入膀胱及突入膀胱的程度和残余尿的多少。如有条件做经直肠超声更好，它检测的前列腺大小更精确，与实际情况更接近。经直肠超声计算前列腺大小的公式为：$0.52 \times$ 左右径 $\times$ 上下径 $\times$ 前后径。此外，泌尿系统 B 超可以了解肾、输尿管、膀胱等相关情况。

（5）尿流率检查：尿流率有两项主要指标包括最大尿流率和平均尿流率，其中最大尿流率更有临床价值。但最大尿流率降低不能判定是下尿路梗阻还是膀胱逼尿肌收缩力减弱。必要时应做尿流动力学检查。

对于良性前列腺增生患者，一般情况下不推荐做 CT 或 MRI 检查，但对超声检查和肾盂静脉造影检查效果不满意的患者，可以选择使用。

 指诊时如何描述前列腺增生体积的大小？

对于前列腺增生患者来说，指诊非常重要，一定要做。我们在门诊经常有患者拿着病例问医生，指诊前列腺Ⅱ度大小是什么意思？我们知道指诊的目的就是了解前列腺的质地、大小形态，是否有肿块和结节，中央沟是否变浅或消失，表面是否光滑。为了比较直观、形象的描述前列腺体积的大小，易于掌握使用，国内有学者就提出了这样的分类方法：正常的前列腺如栗子大小，Ⅰ度增生如鸽子蛋大小（＋），Ⅱ度增生如鸡蛋大小（＋＋），Ⅲ度增生如鸭蛋大小（＋＋＋），Ⅳ度增生如鹅蛋大小（＋＋＋＋）。需要说明的是指诊了解的前列腺大小只是一个粗略的估计，最准确的方法还是做经直肠前列腺超声检查。

 为什么前列腺增生患者要做膀胱残余尿测定？

首先我们了解一下什么是残余尿。正常人每次排完小便后，膀胱内基本没有尿液残留，或者最多不能超过 10 毫升，如果超过 10 毫升，那就是膀胱有残余尿了。大家知道尿液的正常排出取决于两个条件：一是尿路必须畅通无阻；二是膀胱的逼尿肌功能必须正常。在前列腺增生的早期，尽管增生的腺体压迫尿道，使尿液排出的阻力增加，但在膀胱逼尿肌的"尽力工作"下，还能将膀胱内的尿液排空，不至于产生残余尿。但随着病情的发展，梗阻的加重，尿道的阻力进一步增大，膀胱逼尿肌虽"拼尽全力"，膀胱也不能将所有的尿液排出干净，于是就产生了残余尿。有研究发现，如果良性前列腺增生患者的残余尿≥39 毫升，则临床进展的可能性就很大。也有学者研究指出，肾积水的发生率随着残余尿量的增加而明显上升。由此可见测量残余尿量的多少，对判定下尿路梗阻程度和了解膀胱逼尿肌功能状况，具有非常重要的意义。一般认为，如果残余尿量超过 60 毫升，建议考虑手术治疗；另外，残余尿量的变化，也可以作为判断药物治疗效果好坏的指标。如果治疗后残余尿明显减少，说明梗阻状况得到改善，治疗有效；反之，则需要调整治疗方案。

那么我们怎样才能知道膀胱内有无残余尿呢？目前采用的方法主要有以下几种：①B超测定。该方法操作简便，患者没有任何痛苦，目前使用最为广泛。方法是让患者自行排尿后，立即用B超监测膀胱内尿量的多少。这种方法的不足是准确性较差，尤其是尿量较少时。②导尿法。就是让患者自行排尿后，插入导尿管收集膀胱内剩余的尿量，其容量就是膀胱的残余尿量。该方法优点是比较准确，但患者比较痛苦，也易引起尿路感染。③膀胱镜法。对需要做膀胱镜检查的患者，在检查前让患者先排尿，插入膀胱镜后测定膀胱流出的尿量就是膀胱残余尿量。

为使检测的残余尿量更加准确，患者在做检查时应该注意哪些问题呢？①在做B超检查时，检查前要尽可能排净尿液，且排尿后要立即检查，不能等待。②做B超检查前不要喝过多水，使得膀胱过度充盈，这样即使刚排完尿液，很快又有尿液产生，出现残余尿的假象。③患者在检查时一定要放松心情，不要紧张，因为残余尿的多少受情绪的影响比较大，要尽可能把这种影响降到最低。

 前列腺增生患者需要做尿流率检查吗？

良性前列腺增生患者一定要定期做尿流率检查，以便能及时了解疾病进展。最大尿流率可预测良性前列腺增生患者发生急性尿潴留的风险及临床进展的可能性。有研究发现最大尿流率＜10.6毫升/秒的良性前列腺增生患者发生临床进展的可能性更大。还有研究表明最大尿流率≤12毫升/秒的良性前列腺增生患者发生急性尿潴留的风险是最大尿流率＞12毫升/秒患者的4倍。

从尿流率的变化能间接了解下尿路梗阻程度和膀胱逼尿肌功能状况。由于每个人每次的尿流率可能有着较大差异，而且最大尿流率还有赖于排尿量的多少，因此尿量在150毫升以下者，应重复测量2次，以保证结果的可靠性。前列腺增生患者的尿流率曲线，主要特点为梗阻。最高尿流率及平均尿流率均比正常值低，排尿时间延长。尿流率曲线变化与前列腺增生所致梗阻程度一致。

 为什么医生建议前列腺增生患者要做前列腺特异性抗原检查？

对于良性前列腺增生患者，我们经常建议患者做前列腺特异性抗原检查，通过前列腺特异性抗原的检测，可以预测前列腺增生临床进展，但更重要的是排除前列腺癌的可能（当然同时结合指诊和超声等检查）。前列腺癌是一种恶性肿瘤，如果不能及早发现和治疗，往往危及患者生命。良性前列腺增生虽然不会转变为前列腺癌，但前列腺癌和前列腺增生可以同时存在。另外，在前列腺癌的早期，其症状和良性前列腺增生非常相似，所以检查前列腺特异性抗原就显得非常重要。检查前列腺特异性抗原时，最好半月之内不要做前列腺指诊和前列腺按摩，以保证结果的准确性。一般检测总前列腺特异性抗原（TPSA）和游离前列腺特异性抗原（FPSA）。另外，一类治疗前列腺增生的药物——5α-还原酶抑制剂，长期服用后可以使血清前列腺特异性抗原降低一半左右，所以在检查前列腺特异性抗原时一定要询问患者是否服用过这类药物，以免对前列腺特异性抗原做出错误判断。

 检查前列腺特异性抗原时要注意哪些事项？什么情况下不能做该检查？

一般来说，当前列腺增生患者同时患有急性前列腺炎、尿潴留（尤其患急性尿潴留）等疾病的时候，不能进行前列腺特异性抗原检测。

在某些诊断或治疗措施之后，有时需要间隔一段时间才可以检测前列腺特异性抗原，如排精1天后，膀胱镜、导尿2天后，前列腺按摩1周后，前列腺穿刺4周后等。

 如何对前列腺增生患者进行病程分析来把握患者的病情变化？

为了便于把握良性前列腺增生患者的病情变化，根据国内外的研究报道，临床上常把前列腺增生的病情分为三期。

（1）第一期：称症状刺激期。主要表现为尿频，其中以夜尿增多最常见，伴有轻度排尿困难，尿线变细，射程变短，尿滴沥等。此期膀胱残余尿一般少于50毫升，最大尿流率略有降低，尿流图可呈正常曲线。

（2）第二期：又称残余尿发生期。上述症状进一步加重，排尿困难，尿线越来越细，经常出现排尿中断，尿余沥不尽，临厕屏气、按压小腹方能排出等现象。残余尿常为50～150毫升，最大尿流率明显降低，排尿时间明显延长，尿流图形呈多波形曲线。易受到某些诱因如喝酒、性生活、受凉、憋尿和劳累等刺激而发生急性尿潴留，易发生尿路感染出现尿频、尿痛等症状。

（3）第三期：又称膀胱失代偿期。此期残余尿可达150毫升以上，甚至数百毫升。膀胱功能处于失代偿状态，排尿困难更加严重，输尿管尿液返流，出现肾积水和肾功能损伤，甚至出现尿毒症，使患者生活质量严重下降。此期的尿流图形大都为低平曲线。

一般认为第一期多主张保守治疗；第二期可试行保守治疗，如治疗无效或者患者愿意手术，应尽早手术；第三期应首选手术，尽快解除下尿路梗阻，保护肾功能，提高患者生活质量。

 前列腺增生患者需要做尿动力学检查吗？

通过尿流动力学检查，可以了解前列腺增生患者储尿期及排尿期各种生理、病理变化，对排尿功能障碍的基本病因作出初步判断，评估膀胱逼尿肌收缩力、尿道功能阻力等。检查的内容主要有尿流率、尿道压力测定、肌电图和膀胱容量及压力测定。这些对治疗方案的选择、手术后效果的判定具有重要指导价值。

 如何自我判断是否得了良性前列腺增生？

有不少老年患者平素没有任何表现，只是在健康体检时做B超发现前列腺增生，有的体积还很大，对这些患者，原则上不予治疗，等待观察，注意好日常生活调理就可以了，有关内容详见相关问题。但很多的前列腺增生患者会出现各种各样的症状，这就要注意了。常见症状主要有三个方面：

（1）刺激性症状：主要包括尿频、尿急和急迫性尿失禁，发生的原因可能是增生的腺体刺激了局部的膀胱黏膜和前列腺包膜。尿频是前列腺增生出现的早期症状，尤其是夜尿次数的增多，临床上更有价值。所谓夜尿次数是指晚上入睡后到第二天起床前的小便次数，但要注意临睡前和起床后的小便次数不能算为夜尿次数。正常情况下，夜尿次数多为 0 或 1 次，而前列腺增生患者夜尿次数会明显增多。夜尿次数的增多是衡量前列腺增生严重程度的一个重要指标。尿急就是患者有排尿的意愿，就要立即排出，憋都憋不住；如果慢一点，尿液就会不自主地排出来，这种情况医学上称为"急迫性尿失禁"。

（2）梗阻性症状：随着病情的发展，患者就会出现尿等待；虽然急不可待地去卫生间小便，但却不能立即排出，需要等待一段时间才能排出；有时还非常困难，非常费力，患者需要憋气、压迫小腹；尿线变细，射程缩短，有时中间还要断上几次，称为尿流中断、尿滴沥。这些症状的出现表明尿路的梗阻更加严重，就会出现膀胱残余尿，并且会逐渐增加，如果不及时采取处理措施，膀胱的功能将会受到很大损伤，预后效果不好。

（3）并发症：如果出现血尿、遗尿，甚至出现水肿、膀胱结石等症状，说明患者的病情已经比较严重，出现了并发症。

患者朋友可对照一下，看看否有上述的某些症状。如果有就要及时就医，进行相关检查，明确诊断并及时采取相应的治疗措施。

前列腺增生的治疗

 治疗前列腺增生的方法有哪些？

治疗良性前列腺增生方法概括起来可以分为两大类，即手术治疗和保守治疗。

（1）手术治疗：主要包括开放手术和微创手术。所谓开放手术就是在下腹部上切开一个口子，从切口进去后分离到达前列腺位置，再将增生的前列腺组织切除，这种手术方法已有上百年历史，至今仍在使用。微创手术主要有前列腺电切术、前列腺汽化术、钬激光治疗、微波治疗（微波治疗的方式大约有三种：经尿道前列腺热疗；经直肠前列腺热疗；体外治疗，该疗法主要适用于前列腺增生的早期）、射频治疗等疗法，其中前列腺电切术，因疗效肯定，被称之为治疗前列腺增生的"金标准"；此外还有近期疗效比较满意的疗法，如钬激光、绿激光疗法，但远期疗效尚不能肯定，仍然处于研究中。

（2）保守治疗：①经尿道前列腺扩张术现在已很少使用。根据患者的病情和身体状况，选用暂时性或永久性支架管，能够较好地改善尿路梗阻，适用于体质较差者。②药物治疗：这是目前使用最广的一种保守治疗方法。在 20 世纪 80 年代以前，手术可以说是治疗良性前列腺增生的唯一方法，但近些年来随着治疗前列腺增生药物的开发和推广，有相当一部分患者能免于手术之苦。有资料统计表明，在这些治疗增生症的药物上市后的几年，美国前列腺增生的手术量几乎降低了一半，这就充分说明了药物治疗的重要性。

 前列腺增生患者必须开刀才能治好吗？

前列腺增生是老年男性的常见病、多发病，随着人们寿命的增长，发病率会逐渐升高。经常有前列腺增生患者问医生不开刀能否治疗？目前手术仍是主要的治疗手段。对适合手术的患者，我们还是主张尽早手术，以解决下尿路梗阻，保护肾功能。尤其是随着前列腺微创技术的成熟和广泛推广，手术对患者的创伤越来越小，身体能够在较短时间内获得恢复。但对一些年老体弱，患有严重心脑血管疾病、肺功能不好或严重肾功能不全等不能耐受手术的患者或者患者服药治疗效果满意，不想手术者，我们可以采取继续使用保守疗法。另外，一些学者注意到某些前列腺增生患者到一定年龄，或前列腺增大到一定程度，或者通过有效药物治疗后，前列腺就停止生长，甚至缩小。这就为保守治疗前列腺增生提供了理论依据。

治疗良性前列腺增生常用的药物有哪些？

目前，治疗良性前列腺增生的常用药物可以概括为 3 大类，即 5α‑还原酶抑制剂、α₁ 受体拮抗剂和植物类（包括中药）。

（1）5α‑还原酶抑制剂：前面我们已经谈到，前列腺增生发生的确切机制还不完全清楚，但大家普遍认同功能性睾丸的存在是发生该病的必要条件，而睾丸的主要功能就是分泌雄激素。通过动物实验研究发现，当把雄性小鼠的睾丸切除后，前列腺就会萎缩，由此推断前列腺增生的发生一定有雄激素的参与。还有研究发现，前列腺增生组织中有一种雄激素－睾酮的转化产物，医学称为"双氢睾酮（DHT）"的含量很高，对前列腺组织的增生起着关键作用，在睾酮转化为双氢睾酮这一过程中，有一种酶，医学上称为"5α‑还原酶"起着重要作用。于是科学家们推测，如果有一种药物能够抑制这种酶的产生，那么就可阻断或减缓前列腺增生的发生。通过不懈的努力，这样的药物终于研制成功，被称为"5α‑还原酶抑制剂"。

目前，临床上常用的有非那雄胺和依立雄胺。其作用机制就是抑制体内睾酮向双氢睾酮的转变，降低前列腺组织中双氢睾酮的含量，阻断或减缓前列腺增生的发展，从而达到缩小前列腺体积，改善导致排尿困难的静力性因素，缓解临床症状的目的。临床观察表明，长期服用这类药物可使增生的前列腺体积缩小 20%，能够使急性尿潴留和手术的风险降低一半，且这类药物对前列腺体积较大的患者效果明显。一般 3 个月为 1 个疗程，其特点是虽然能缩小前列腺体积，但起效较慢。

（2）α₁ 受体拮抗剂：正如上面所说，5α‑还原酶抑制剂这类药物针对的是前列腺增生的静力因素。临床上我们经常看到有些前列腺增生患者的前列腺体积并不大，而排尿困难症状却非常明显，其根本原因是动力性因素导致了尿道阻力的增大。研究证实，前列腺内以及尿道、膀胱颈部的平滑肌中分布着许多能够接受某种物质的接受器，医学上把这种接收器称为"α₁ 受体"，α₁ 受体接收到某种物质后，能使平滑肌（尤其是前列腺尿道周围和膀胱颈部的平滑肌）的张力升高，引起尿道阻力增高，出现排尿困难。如果有

一类药物能够阻断 α_1 受体与某种物质的结合，就可使紧张的平滑肌得以松弛，从而缓解排尿困难症状。这类药物我们称为"α_1 受体拮抗剂"。

目前常用的 α_1 受体拮抗剂主要有酚苄明、阿夫唑嗪缓释片、坦索罗辛（坦洛新）、萘哌地尔片等，一定要仔细阅读说明书，了解各药的作用特点及使用时注意事项，或在医生指导下使用。这类药物的优点是起效快，有些使用几天就可出现效果；缺点是不能缩小前列腺体积。

（3）植物类药物：这类药物因有一定疗效和毒副作用小等特点，在临床上被广泛使用。其作用机理尚不清楚，可能是多途径、多靶点共同作用的结果。这类药物一般起效较慢，如前列康、舍尼通和各种中成药等。

 治疗前列腺增生常用的 α_1 受体拮抗剂有哪些？各有何特点？

临床上常用的这类药物主要有以下几种，现介绍如下。

（1）盐酸坦索罗辛：为高选择性、长效 α_1 受体拮抗剂。能够松弛前列腺、尿道和膀胱颈部平滑肌，降低尿道阻力，不影响膀胱逼尿肌收缩的功能。对心脏、血压和脉搏没有明显影响，是目前临床上使用较多的品种之一。不良反应主要有逆向射精、不射精、体位性低血压等，但发生率较低。每晚1粒（0.2毫克）口服，可以根据患者病情适当加大用量。

（2）盐酸坦洛新缓释片：作用机制同盐酸坦索罗辛。对已发生严重尿潴留者不宜单独服用本品。每日1片（0.2毫克），饭后服用。

（3）萘哌地尔片：为新一代的高选择性 α_1 受体拮抗剂，对 α_{1A}、α_{1D} 受体双重阻断。能够降低前列腺及尿道中的交感神经的紧张程度，降低尿道阻力，缓解排尿困难症状。对高血压伴高脂血症、糖尿病的前列腺增生患者尤为适合。不良反应主要有头晕、头痛、心悸和上腹部不舒等。开始剂量为每天2次，每次25毫克。

（4）特拉唑嗪：为选择性、长效 α_1 受体拮抗剂，对前列腺增生伴有高血压者更为适合。不良反应主要有立位性低血压、口干、心悸等。建议患者晚上临睡时服用，剂量应由小到大，逐渐调整，从而达到既能较好改善患者排尿异常症状，又能尽量降低不良反应的发生。

（5）甲磺酸多沙唑嗪：为选择性 α₁ 受体长效拮抗剂，它与多沙唑嗪普通剂型相比，疗效更好，其服用后发生体位性低血压的概率更低。服用时应从小剂量开始，一般先用 1 毫克，晚上睡前整片吞服，不能嚼碎或研碎后服用。2 周后根据效果和患者的耐受程度调整剂量，原则上不要超过 4 毫克，否则易发生体位性低血压。

（6）阿夫唑嗪缓释片：为选择性、短效 α₁ 受体拮抗剂。它能够明显减少逼尿肌的压力而增加膀胱尿液容量，改善前列腺增生症患者的排尿异常症状，降低残余尿量。每次 5 毫克，晚饭后服用，要整片吞服。由于体位性血压的发生率较高，建议 65 岁以上的老年患者慎用。

（7）酚苄明：为非选择性、短效 α₁ 受体拮抗剂。不良反应发生率较高，主要有头晕、头痛、乏力、鼻塞、视力障碍和体位性低血压。该药的特点是起效较快，价格低廉，但因不良反应发生率较高，所以不推荐使用。

 服用药物治疗前列腺增生时患者需要注意哪些问题？

我们已经知道，治疗前列腺增生的药物主要有三类，即植物类、α₁ 受体拮抗剂和 5α - 还原酶抑制剂。植物类药物（包括中药）相对来说比较安全，没有特别的禁忌证和慎用证。

α₁ 受体拮抗剂主要用于轻、中度前列腺增生，对前列腺体积较大者，效果并不理想。它的主要不良反应就是会出现体位性低血压，发生头晕、头痛甚至晕厥，尤其是在服药的初期。研究发现，部分前列腺增生患者在服用这类药物，晚间去卫生间时有发生跌倒摔伤的情况，患有心脏病的患者，使用后症状加重等。所以在使用时一定要注意以下几点：①对伴有高血压的患者，使用前一定要详细询问患者使用的降压药物、用量及血压控制情况，因为这类药物对血压有一定的降低作用，以防血压降得太低，而发生头晕、晕厥等。应定时检测血压、脉搏等情况。②在服用这类药物的初期，最好晚上休息时有人陪护在老人旁边，尽可能不要让老人独自去卫生间，以防摔伤。随着用药时间的延长，这类不良反应的发生就会减少。③对大量尿潴留或者伴有尿路感染者要慎用。④对有严重心脑血管疾病，有体位性低血压，或晕厥史患者要慎用。⑤肝肾功能不全时要慎用。

5α－还原酶抑制剂主要用于前列腺增大的良性前列腺增生，体积越大，长期服用效果越明显。这类药物长期服用可使少数人出现勃起障碍或性欲降低，但发生率较低，据有关资料统计，约为2%。另外，长期服用还可以导致血清中前列腺特异性抗原（前列腺特异性抗原）的下降，前列腺特异性抗原是临床筛查前列腺癌的一个重要指标。所以如果患者在服用非那雄胺或爱普列特，检查前列腺特异性抗原时，一定要把该情况告诉医生。研究表明，长期服用该类药物，可使前列腺特异性抗原下降一半，如检查结果前列腺特异性抗原为10纳克／毫升，实际可能就是20纳克／毫升了，这样的话得前列腺癌的可能性就很大了。

 治疗前列腺增生的药物需要一直吃下去吗？

经常有患者问我们，医生我吃这个药效果不错，需要吃多长时间才能停药，我们只好告诉他们：如没有特别情况，要一直服下去，只有这样才能获得满意疗效和更好的生活质量。实际上有些患者因各种条件的限制，间断服药，或者没有坚持治疗，但也确实发现病情没有反复。这是因为良性前列腺增生是老年慢性疾病，其临床进展和临床表现受到很多因素的影响，如生活习惯、气候变化、情志因素等，甚至有的患者前列腺长到一定程度，停止了生长。所以对于使用药物治疗前列腺增生在取得较好疗效的情况下，科学的方法应该一直坚持用下去，不得中断。

 中医是怎样认识前列腺增生的？

前列腺增生为现代医学的诊断病名，属于中医学的"精癃"范畴，早在两千年前的《黄帝内经》对其病名、病位和发生的病因病机就有了一定认识，其中明确提出"膀胱不利为癃，不约为遗溺"，"实则癃闭，虚则遗溺"。即病位在膀胱，发生机制为虚实两个方面。"癃"就是尿液点滴而下，"闭"小便闭塞不通。中医学认为，肾主水，司二便，人体内水液的正常排泄需要肺、脾、肾三脏功能的正常和相互协调，需要膀胱的正常气化才能将尿液排出体外，而膀胱气化功能是否正常，又依赖于肾气的盛衰。前列腺增生多发生于50岁以上的老年人，年过半百，肾气自虚，肾气虚膀胱功能失常，就会出现尿频、小便不利，夜尿增多等症。由此可见肾气亏虚是该病发生的根本。前列腺增生时，体积增大，出现结节，与中医学的"瘀""积"相当；随着病情的发展又会产生残余尿，久留不去，积久生热，相当于中医学的"痰饮""湿热"。所以我们认为肾气亏虚是该病发生的根本，瘀血、湿热、痰浊是疾病发展过程中必然产生的病理产物，它们彼此影响，互为因果。前列腺增生在中医看来是一个本虚标实的病，虚主要是肾气虚、脾虚、气虚，实主要是瘀血、湿热、痰浊。

 治疗前列腺增生常用的中成药有哪些？如何选择使用？

近年来，随着中医药对治疗前列腺增生研究的不断深入，开发了不少疗效确切、不良反应较少的中成药，为广大患者提供了更多选择。但其作用机理还不明确，可能既有西药 α_1 受体拮抗剂的作用，又有 $5\alpha-$ 还原酶抑制剂类药物的功效，是对机体综合调整，多环节、多途径、多靶点共同作用的结果。中药治疗前列腺增生一般起效较慢，需要长期坚持服用。能否取得较好效果，与辨证是否准确有着密切关系。中医学上讲的"证"，并非指的症状，通俗地讲应该是引起某些症状的原因或机制，如尿频、尿急、排尿困难，就要分析是肾气亏虚导致的还是膀胱湿热引起的等，明确病机以后选择相应药物治疗，才有可能获得较好效果。现把目前常用中成药和怎样正确选用的方法介绍如下，供患者参考：

（1）前列舒通胶囊：主要由黄柏、赤芍、当归、川芎、土茯苓、三棱、泽泻、马鞭草、川牛膝等组成。具有活血化瘀散结通络、解毒清热利湿的功效。用于湿热瘀阻型前列腺增生。每次4粒，每日3次口服。

（2）翁沥通胶囊：主要由浙贝母、川木通、泽兰、大黄、黄芪、甘草、生薏苡仁等组成。具有散结祛瘀、清热利湿的功效。主要用于湿热瘀阻型前列腺增生。症见尿频、尿急，小便黄，阴囊潮湿，会阴或小腹、睾丸坠胀疼痛。舌质红，或有瘀点或瘀斑。苔黄或厚腻，脉滑数。每次3粒，每日早晚2次口服。

(3) 前列欣胶囊：主要由桃仁、没药、丹参、赤芍、泽兰、王不留行、川楝子、蒲公英、败酱草等组成。具有清热化湿、化瘀散结的功效。用于湿热瘀阻型前列腺增生。症状表现如翁沥通的适应证。每次4粒，每日3次口服。

(4) 泽桂癃爽胶囊：主要由泽兰、肉桂、皂角刺等组成。具有温补脾肾、化瘀散结的功效。用于肾虚瘀阻型前列腺增生。症见尿频、尿急、排尿困难等，会阴、腰骶、小腹和睾丸坠胀疼痛。舌淡，舌质可见瘀点，脉沉无力。每日3粒，每日2次口服。

(5) 灵泽片：主要由乌灵菌粉、莪术、浙贝母、泽泻组成。具有益肾活血、散结利水的功效。用于肾虚血瘀湿阻证前列腺增生患者。每次4片，每日3次口服。

(6) 前列倍喜胶囊：由苗药和中药猪鬃草、蟋蟀、王不留行、皂角刺等组成。具有活血化瘀、清利湿热、利尿通淋的功效。用于湿热瘀阻型前列腺增生。症见尿频、尿急、小便灼热，小腹会阴坠胀疼痛等。舌质红，苔黄腻，边有瘀点或瘀斑，脉滑数。每次4粒，每日3次口服。

(7) 前列舒乐冲剂：主要由淫羊藿、黄芪、川牛膝、生蒲黄和车前草等组成。具有补肾助阳、益气健脾、化瘀通淋的功效。用于脾肾亏虚瘀阻型前列腺增生。症见尿频、夜尿多、尿无力。舌淡，舌质有瘀点，脉沉涩。每次6克，每日3次冲服。

(8) 补中益气丸：主要由黄芪、人参、当归、升麻、柴胡等组成。具有补中益气、升清降浊的功效。用于脾气亏虚型前列腺增生。症见排尿无力，尿淋漓不断，尿意踌躇不爽，时欲小便而不得出，神疲乏力，小腹坠胀。舌淡，苔薄白，脉细弱。每次8粒，每日3次口服。

(9) 济生肾气丸：主要由熟地黄、山药、泽泻、牡丹皮、肉桂、牛膝、车前子等组成。具有温补肾阳、行气利水的功效。主要用于肾阳亏虚型前列腺增生。症见夜间尿频尤其明显，排尿无力，腰膝酸软，四肢怕冷。舌淡，苔白滑，脉沉迟。每次8粒，每日3次口服。

(10) 少腹逐瘀胶囊：主要由当归、川芎、蒲黄、五灵脂、小茴香等组成。

具有活血化瘀、温经通脉的功效。用于瘀阻型前列腺增生。症见尿频、尿线变细，尿流时常中断，尿无力，小腹或者会阴部疼痛等。舌质有瘀点或瘀斑，脉涩。

 有哪些单方、验方可以配合治疗前列腺增生？

在长期的医疗实践中，积累一些疗效比较好的单方、验方，如能在医生指导下单独使用，或配合其他疗法同时使用，将会获得理想效果。下面对单方、验方进行一些介绍：

（1）琥珀粉：每次 3～5 克，分早晚 2 次冲服。用于湿热蕴结型前列腺增生。症见尿频、小便黄、尿道灼热。舌苔黄腻等。也可用竹叶 5 克，或灯芯草 5 克，代茶饮。

（2）穿山甲粉：每日 3～6 克分早晚冲服。具有通络散结的功效。长期使用可获较好效果。

（3）水蛭粉：装 0 号胶囊，每次 4 粒，每日 3 次口服。具有活血祛瘀、软化增生的功效。1 个月为 1 个疗程。

（4）地龙粉：装 0 号胶囊，每次 4 粒，每日 3 次口服。具有活血通络、利尿通淋的功效。1 个月为 1 个疗程。

（5）癃闭散：炒穿山甲、肉桂，以 6：4 的比例制成散剂，每日 2 次，每次 10 克，用蜂蜜水冲服，20 天为 1 个疗程。

（6）保元通闭汤：生黄芪 100 克，滑石 30 克，琥珀 3 克。取黄芪、滑石加水适量，煎 2 次，取药汁和匀，再加琥珀，每日 1 剂，每日 2 次，空腹送下。

（7）贝母合剂：浙贝母、苦参、党参各 25 克。加水适量水煎，每日 1 剂，分早晚服用。有排尿困难或急性尿潴留者，先导尿，再口服贝母合剂，一般 5 剂就会见效。

（8）补肾益气汤：肉苁蓉、锁阳、菟丝子或淫羊藿、王不留行各 15 克，黄芪、党参、浙贝母各 20 克，枳实、炒穿山甲各 10 克，益母草 30 克。湿热者加生薏苡仁 30 克，车前子 25 克，知母 12 克，黄柏 12 克；腰酸者加川续断 15 克，狗脊 15 克，杜仲 15 克。水煎服，每日 1 剂分早晚服用，1 个月为 1 个疗程。

（9）双虎通关丸：药物按下列比例配制。琥珀粉、虎杖、当归尾、桃仁、石韦各 10 克，大黄、海金沙各 15 克，土鳖虫 20 克。做成小水丸，每次 10 克，每日 3 次口服。佐以萆草、白花蛇舌草各 30 克煎汤冲服。

（10）前列腺增生丸：黄芪 20 克，莪术、泽泻、肉苁蓉、熟地黄各 15 克，当归、炮穿山甲粉、盐知母、盐黄柏、淫羊藿各 12 克，木通、地龙各 9 克。便秘者加大黄、芒硝各 6 克；中气不足者，加党参 9 克，白术 10 克。做成水丸，每次 10 克，每日 3 次口服。

 前列腺增生患者在什么情况下必须手术治疗？

（1）反复出现急性尿潴留的前列腺增生患者：因为每发生一次急性尿潴留，对膀胱功能都是一次损伤，膀胱的收缩功能就会逐渐下降，更易发生尿潴留，如此形成恶性循环，最终会导致肾功能的损伤。

（2）因前列腺增生引起的血尿经常发生的患者：长期反复地出现血尿，不但可以导致患者贫血，严重者可以发生失血性休克，而且出血量过大，易在膀胱内形成血块，阻塞尿道，引起排尿困难。

（3）因增生引起的反复尿路感染：随着前列腺增生病情的加重，会产生残余尿，易诱发尿路感染，出现尿频、尿急、尿痛等症状，如果处理不好，还可能诱发全身感染，同时尿路感染又可加重残余尿的产生，久而久之对肾功能的损伤就会越来越重。

（4）伴有膀胱结石的前列腺增生患者：前列腺增生患者由于尿路梗阻，排尿不畅，易发生残余尿，尿液的残留就比较容易形成结石，甚至是多个结石，大小不等，从而造成对膀胱黏膜的刺激，不但容易引起尿路感染、血尿，而且结石长期对黏膜的刺激有可能诱发恶变。

（5）前列腺增生以中叶增生的患者：也就是说增生的前列腺组织主要向膀胱内部生长，而前列腺的两个侧叶增生不明显，这类患者看起来前列腺体积并不大，但症状比较明显，且药物治疗效果不好，同时易出现血尿，一般来说这类患者的手术效果较好。

（6）前列腺增生引起肾和输尿管积水者：前列腺增生患者残余尿的增多，往往意味着病情的严重程度。随着尿路梗阻和膀胱收缩功能损伤的加重，残余尿会逐渐增加，膀胱内的压力就会不断增大，当达到一定程度的时候，残余的尿液就会顺着输尿管逆行进入肾脏，导致输尿管和肾脏积水，如果不尽快手术，随着时间的延长，肾功能的损伤就会越来越重，甚至危及患者生命。

另外，还有服用药物治疗效果不好，且患者病情比较严重者。

 前列腺增生手术必须要开刀吗?

在大家的传统观念里，一提起手术，就会想到要动刀剖腹，患者很痛苦。实际上近些年来随着现代医学科技的发展，许多先进的手术器械用于各种手术之中，使不少手术不再需要"开刀"。前列腺增生的手术也是如此。其手术方式主要分为两大类，一类是传统的"开刀"手术，就是在麻醉状态下，在患者的下腹部切开一个口子，将增生的前列腺组织切除，更准确地说是将增生的前列腺组织剔除或者剜除，医学上称"开放手术"；另一类就是用特殊手术器械通过尿道将增生的组织切除，不需要开刀，医学上称为"微创手术"。

目前常用的微创手术主要有经尿道前列腺电切术、等离子前列腺电切术、前列腺电气化手术和激光前列腺切除术，其中前列腺电切技术更为成熟，使用最多，近期和远期效果都比较满意，故被誉为治疗前列腺增生的"金标准"。一般来说，开放手术对患者的创伤较大，手术时间长、出血多，住院时间长，因多为老年人，常伴有心脑、肺等器官的病变，相对微创手术而言，手术风险也较大。而微创手术对患者损伤较小，手术时间短，患者术后恢复较快，几天就可出院。

 经尿道前列腺电切术(TURP)与开放手术相比,有哪些优点?

现在前列腺电切术在临床使用很广，较开放手术主要有以下优点：

（1）手术适用范围更广：由于该手术对患者的损伤较小，所以对伴有心脑血管疾病、糖尿病等不适合做开放手术的患者，就可以做经尿道前列腺电切术。

（2）不需要输血：由于不用切开下腹，手术操作均在尿道中进行，手术时间较短，一般出血量较少不需要输血。

（3）无严重并发症：如果手术时间控制在 1 小时之内，基本不会出现严重并发症。

（4）术后恢复较快：一般来说，术后的第二天就可以下床活动，恢复较好的话 5 天左右就可出院，不留任何瘢痕。

 激光能治疗前列腺增生吗?

近几年来，一些医疗机构把激光治疗前列腺增生方法，称为"最新技术、最新疗法"，宣传效果如何好，创伤如何小等。常有患者询问：激光能治疗前列腺增生吗？到底有何优势？不可否认，激光能治疗增生，并且有一定历史，只是由于技术条件的限制，效果不理想。近年来，随着医学激光技术的不断发展，一些激光前列腺治疗仪相继投放市场，初步观察疗效比较满意。

目前能够治疗前列腺增生的激光主要有 4 种，包括钬激光、KTP 激光、半导体激光及钕激光。激光切除前列腺的原理与 TURP 不完全相同，激光设备对前列腺的处理方法有两种，一种是应用激光的气化效应，将前列腺组织变为气体；另一种是将增生的前列腺组织整块剥离，并且推入膀胱，再通过相应的粉碎设备将其粉碎最后排出体外。从目前的研究结果看，近期效果不错，可以与 TURP 相媲美，但远期效果有待继续观察。其优点是较 TURP 手术创伤更小，出血更少，留置尿管时间更短，恢复更快，但对前列腺体积较大的患者其效果如何还没有相关研究报告。

 什么是等离子前列腺电切术和前列腺电气化术?

所谓等离子前列腺电切术是对传统 TURP 术中使用的电刀进行了改进。在做 TURP 手术时，为了避免电流对人体造成的影响，手术时要向膀胱内不断灌注液体常用葡萄糖或甘露醇，在冲洗过程中，这些液体也会被吸收进入体内，如果手术时间较长，就会引起肺水肿和高血压等严重并发症，甚至危及患者生命。而等离子前列腺电刀的使用，就可降低或避免这种风险，医生就可以放心地进行手术。但缺点是切割的效率没有 TURP 高，尤其是对纤维成分较多、腺体成分较少的前列腺；另外，其电切操作的精确性也不如 TURP，不能对前列腺尖部进行较好的修整，影响术后排尿效果。

而前列腺电气化术，其实是应用了电流在不同强度和模式下，对前列腺组织产生的电化学作用不同的原理。在 TURP 术中，电切将前列腺切成一片一片地，再冲出体外，而在前列腺电气化术时，用气化原理将前列腺组织"烧焦"变成气体，因此很少残留前列腺组织。目前各医疗机构所用的 TURP 设备都能同时进行电气化术。前列腺电气化术的最大优点是出血少，灌洗液吸收不多，手术更为安全，但单独采用这一手术方式治疗者，效果并不满意。现在临床上使用最多的是有选择地对患者进行"电切＋气化"，各取其长，达到风险最低、疗效最好的目的。

15 前列腺增生手术是否一定要选择微创术？

既然前列腺增生微创手术有许多优点，是否都要选择微创手术呢？是否微创手术一定比开放手术好呢？回答是否定的。就如同我们去饭店吃饭，虽然山珍海味味道鲜美，营养丰富，但有的人不适合（患某种疾病如痛风或对海鲜过敏等）或不喜欢吃。对前列腺增生患者手术方式的选择也是如此，尽管对人体损伤小，但有些人可能并不完全适合。一般来说，属于下列情况，在患者能够耐受开放手术的情况下，建议首选开放手术：①前列腺体积较大（如 100 克）的患者。对于这类患者，开放手术的时间可能比微创手术更短，同时开放手术能够比较准确地将增生组织完全切除。因为我们知道电切是将增生的前列腺组织一点点切碎后排出体外，手术时间和体积大小是正比例关系，增生过大的前列腺若使用电切，必然会延长手术时间，这样就会增加发生严重并发症的风险；若为了保证电切手术的安全性，对体积大的前列腺增生患者，就要通过两次甚至三次手术才能达到比较满意的效果，一般患者不易接受。②前列腺增生同时伴有膀胱结石者。尤其对伴有多个膀胱结石经常出现血尿，碎石排石效果不好者，还是尽早实施前列腺开放手术，这样既能较好解决前列腺增生问题，同时又能将膀胱结石取出。若同时伴有膀胱肿瘤者，也要采用开放手术。③骨盆畸形、髋关节僵直而不能采取膀胱截石位者。由于电切的手术路径需要通过尿道操作，患者必须摆成这个体位才能较好地实施手术。

16 前列腺电切术后患者需要注意哪些事项？

（1）保持大便通畅：在前列腺电切的前几天尿液都是红色的，在经过反复冲洗后一般3天左右尿液颜色就会逐渐变淡或正常。5天左右拔除尿管出院后，有的患者又会突然出现血尿。尤其大便秘结者更为常见。因为电切创面的完全恢复需要一段时间，在创面没有完全长好时，或者创面的结痂脱落后，都有可能出血。如患者大便秘结，排便时用力就更易引起出血。所以一定要尽可能保持大便通畅，要多吃一些含纤维丰富的蔬菜，如大白菜、芹菜、韭菜、萝卜等，多吃水果，可喝些蜂蜜水，必要时适量服用通便药如通便灵胶囊、麻子仁丸或用番泻叶3克代茶饮。如果出血量较小很快就会恢复，可多喝一些水；如果出血量较大，应立即到医院处理。

（2）术后第一次拔除尿管后要勇敢排尿：第一次拔除尿管后排便时会疼痛，有的患者就不愿排尿，这样就有可能使膀胱过度充盈，严重者诱发急性尿潴留，不得不再一次忍受插入尿管导尿的痛苦。所以患者千万不要害怕疼痛，要敢于排尿。有的患者在第一次拔掉尿管后，小便难以排出，这可能与膀胱收缩无力，或者创面水肿严重，尿路尚不十分通畅有关。这时就得再次插入尿管，同时建议服用盐酸坦索罗辛三七片、云南白药胶囊或血竭胶囊等，以加快创面愈合。

（3）要多喝水冲洗尿道：在拔掉尿管后要多喝水，尤其是尿液检查出现有少量白细胞和红细胞，但患者没有明显不舒服，且泌尿系B超检查也没有发现异常者，原则上不要用抗生素。

（4）可以适量服用一些消肿生肌促进创面愈合的中成药：有些患者在术后的2个月左右，感觉尿频、尿急症状较术前还严重，甚至又出现尿痛，患者非常紧张和后悔手术，其实这些现象是暂时的。其原因是前列腺部电切造成的尿道壁损伤还没有彻底愈合，创面对尿液的刺激比较敏感，随着创面的愈合，这种情况就会缓解或消除。为了加快创面的愈合，我们建议在医生指导下，服用一些化瘀止血、消肿生肌的中成药，如三七片、血竭胶囊或血竭粉、云南白药胶囊或以金银花、白茅根各10克代茶饮等。

（5）生活上的注意事项：3个月之内做了电切手术患者不要骑自行车、电动车，不要泡热水澡。因为骑车会压迫前列腺部位，泡热水澡可以使血管扩张，就有可能诱发尚未彻底愈合的创面的再次出血。

 前列腺手术后为什么会出现排尿困难？

前列腺切除后，多数患者能够拔掉导尿管后顺利排尿，但有少数患者术后仍然存在着不同程度的排尿困难，其原因可能与下列因素有关，应尽快到医院进行诊治，明确病因，对症处理。

（1）尿道狭窄：经尿道的前列腺微创术，因器械对尿道黏膜的摩擦、损伤及导尿管太粗，留置时间较长，压迫尿道诱发尿道感染引起尿道狭窄。一旦确诊为尿道狭窄，如果不严重的话，可以实施尿道扩张术，用专用的金属扩张器，将狭窄处的瘢痕撑开。虽然立即见效，但需要定期反复做尿道扩张，开始每周一次，之后可根据患者病情延长扩张的间隔时间。对于尿道狭窄严重的患者，要采取尿道内切开术。

（2）神经源性膀胱：术前合并有神经源性膀胱，未能查出，手术虽然解决了尿道的机械性梗阻，但神经动力性阻塞因素依然存在，所以术后仍然排尿困难。

（3）膀胱颈部水肿或狭窄：术后留置导尿管和气囊压迫均会引起膀胱颈部水肿，开放手术对膀胱颈部的缩缝过度、膀胱颈部创面瘢痕的形成等都可能导致狭窄，出现排尿困难。

（4）残留组织阻塞尿道：有些患者因增生的前列腺组织切除不干净，致部分残留组织阻塞尿道而引起排尿困难。

 前列腺切除术后为什么还会出现尿失禁？

所谓尿失禁是指在没有排尿动作时，尿液自动流出，不受主观意识的支配。大家知道，前列腺生长的部位恰在膀胱颈部，即膀胱出口处，这里的一些肌肉受中枢神经的支配，控制着膀胱口的关闭和开放，维持着尿液的正常排放。在进行前列腺切除时，由于前列腺体积较大或者与周围组织粘连等原因，在手术操作过程中，有可能损伤主管膀胱出口开与闭的肌肉，导致术后尿失禁，表现为尿液随意流出，难以自控。但在前列腺切除后的3周左右，由于手术对膀胱出口部位的刺激以及留置导尿管对尿道的刺激，膀胱功能和尿道括约肌功能尚未完全恢复，有些患者会有短暂的尿失禁现象，此属正常，不可紧张，最长不超过3个月就可恢复。为了加快康复，可以同时配合盆底肌肉收缩功能锻炼，坚持做提肛运动，或者配合生物反馈调节训练，或者配合针灸治疗。如果3个月后仍然不能恢复者，可考虑手术治疗。

 如何自我按摩治疗尿失禁？

尿失禁是前列腺增生发展到一定程度或前列腺手术后易出现的一种症状，如在积极治疗的同时，配合自我按摩常能获得较好效果。常用的按摩方法主要有以下几种：

（1）点按中极穴：中极穴位于脐下4寸（自身的食指、中指、无名指和小指并拢为3寸，肚脐即神阙穴至耻骨联合上缘共计5寸），用右手拇指抵住中极穴，稍用力按揉5分钟，以穴位有酸胀感为宜，每日2～3次。

（2）点按利尿穴：利尿穴位于神阙穴至耻骨联合上缘连线的中点，用大拇指按压该穴，压力由轻逐渐加重，持续10分钟左右，以穴位有酸胀感为佳，每日2～3次。

（3）按摩下腹部：患者取仰卧位，双手掌叠加放于下腹部中央，按顺时针方向按摩下腹部5分钟，或者每次按50下，以下腹部有微热感为度，每日2～3次。

以上方法每次选用2种进行按摩，一定要坚持，一般3个月可见到效果。

 如何自我按摩治疗前列腺增生？

按摩关元、中极穴，这是最常用的穴位。关元穴位于脐正下方3寸处，中极穴在脐下方 4 寸。按摩前尽可能排尽尿液，按摩时取仰卧位或半仰卧位。左侧卧位时用右手紧按小腹，用力收腹缩肛 20 次左右；右侧卧位时用左手按小腹，同样缩肛 20 次左右。用双手拇指按摩关元和中极，每个穴位先按顺时针按摩 50 次左右，再逆时针按摩 50 次左右，每个穴位每回要按摩 100 次左右。每日早晨起床时和晚上休息时各按摩 1 次。只有坚持，才有效果。

前列腺增生的预防与康复

 老年人应该以什么样的态度对待前列腺增生？

前列腺增生是常见的一种老年病，是到一定年龄后出现的生理性改变，所以老年朋友要以积极、乐观的态度对待该病。

☺ 要坦然对待前列腺增生。老年朋友一旦确诊患有前列腺增生，既不要紧张、焦虑，把该病看得太重、太大，但也不能因为没有任何不舒服症状，就放任自流。出现症状者应积极治疗，根据病情轻重和患者的身体状况，适时采取相应的治疗方法。对没有临床表现的患者，要"观察等待"，定期到医院进行相关检查，切忌不管不问。

☺ 养成良好生活习惯，做好日常生活调理。前列腺增生患者，应在饮食起居等方面予以注意，以防病情的加重：①禁食辛辣刺激性食物，如辣椒、酒等。如不忌辣椒、酒等，易发生前列腺充血，从而加重排尿困难，甚至发生急性尿潴留。对于确有饮酒嗜好者，应于午餐时少用，晚饭时绝对不能饮用。饮食应清淡，多吃蔬菜瓜果，如苹果、香蕉、白菜、韭菜、菠菜、芹菜等，保持大便通畅。②要养成多喝水、喝粥的习惯。尤其对膀胱已有残余尿存在的患者更有必要，以加强对尿道的冲洗，冲淡残余尿，预防尿路感染。中午宜多饮水、多喝汤，下午和晚上应尽可能少或不饮水、喝汤。可用竹叶 6 克或灯芯草、金银花各 6 克泡水代茶饮。③不要憋尿、不要久坐。防止因憋尿引起膀胱过度充盈，影响膀胱逼尿肌功能而发急性尿潴留。久坐如长时间骑车、看电视、看电脑等，压迫前列腺使病情加重，做到适时、适度。④保持良好的性生活习惯，做到既不纵欲又不禁欲，防止前列腺长时间充血、瘀血使病情加重。

🌷 及时彻底治疗泌尿系感染，如尿道炎、膀胱炎、肾盂肾炎等。

🌷 要慎用或禁用能诱发或加重尿潴留的药物。

🌷 保持良好心态，适度锻炼身体。

 如何配合食疗方治疗前列腺增生？

前列腺增生患者常用的食疗方有：

（1）利尿黄瓜汤：黄瓜 1 个，萹蓄 15 克，瞿麦 10 克。味精、盐、香油适量。先煎萹蓄、瞿麦，去渣取汁，把药汁重新煮沸，加入黄瓜片，再加调料，放凉后即可食用。尤其适用于湿热下注的前列腺增生患者。

（2）核桃炖蚕蛹：核桃肉 100 ～ 150 克，蚕蛹 150 克。将蚕蛹略炒，与核桃肉一起入碗，加水及盐适量，隔水炖服，每日 1 次。具有补肾、益精、润滑肠道的功效。用于肾阳虚型前列腺增生患者。

（3）参芪冬瓜汤：黄芪 20 克，党参 15 克，冬瓜 50 克。味精、香油和盐适量。把党参、黄芪放入砂锅中，加水煎 15 分钟，去渣滤清，趁热加入冬瓜片，继续煮到冬瓜能食，加入调料即成，可佐餐用。具有健脾益气、升阳利尿的功能。适用于中气亏虚型前列腺增生患者。

（4）黑豆炖狗肉：先将狗肉切块，与黑豆一并入锅，加水适量，以小火炖至烂熟，加入生姜、葱头、盐等少许调味。用于肾阳亏虚型前列腺增生患者。

（5）杏梨石韦饮：苦杏仁 10 克，石韦 12 克，车前子 15 克，大鸭梨 1 个，冰糖少许。把苦杏仁去尖打碎，鸭梨去核切块，与石韦、车前子加适量水共煮，待熟后加入冰糖，代茶饮，不限量。具有清湿热、利水道的功效。适用于湿热型前列腺增生患者。

（6）桂浆粥：肉桂 5 克，车前子 30 克，粳米 50 克。先煎肉桂、车前子，去渣取汁，后入粳米煮。粥熟后加入红糖，空腹食用。具有温阳利水的功效。用于肾阳亏虚型前列腺增生患者。

（7）苡仁赤小豆粥：取生薏苡仁、赤小豆适量，煮粥食用。用于湿热型前列腺增生更好，其他患者也可食用。

（8）南瓜子、葵花子：可以当零食食用，不拘泥多少。

前列腺癌

前列腺癌是令前列腺疾病患者最为恐惧的疾病。不管是面对慢性前列腺炎，还是良性前列腺增生，患者最害怕的就是这些疾病未来会不会发展成为前列腺癌。那么前列腺癌的病因、临床表现、临床特点，如何早期发现，如何早期治疗，中晚期的时候该怎么办，临床中应该如何预防，治疗的时候应该选择什么方法，中医学是怎么认识和治疗的，生活中应该怎么注意，饮食上要吃些什么等就成为患者比较关心的问题。下面就对患者最关心的前列腺癌的相关知识进行答疑解惑。

前列腺癌病因

 为什么会得前列腺癌？

（1）年龄因素：前列腺癌和前列腺增生一样也是一种老年病，只是前者是前列腺的异常增生，是一种恶性肿瘤。有研究表明前列腺癌在低于 45 岁的男性中，发病率非常低，但随年龄增长前列腺癌发病率会逐渐增高；年龄超过 50 岁前列腺癌的发病率就会明显增加（50 岁以下者发病率很低），80 岁以后发生潜伏性前列腺癌（就是通过相关检查确诊患有前列腺癌，但没有临床症状）发病率高达 50% 以上。因此有学者认为"只要年龄足够大，每个男性都会发生前列腺癌"。

（2）种族因素：研究资料表明，前列腺癌的发病率具有明显的种族性。据美国调查结果表明，黑种人前列腺癌的发病率最高，达到 10 万人中有

275 人患前列腺癌；白种人次之，有 172 人；印第安人仅有 60 人，而亚洲人最低。近年来我国的调查显示，10 万人中只有 5.5 个人患有前列腺癌。为什么种族因素会影响到前列腺癌的发生，迄今尚不能解释清楚，除了与遗传有关外，可能与居住环境、饮食习惯等有关。一个亚洲家庭长期移居美国后，其子孙后代们前列腺癌的发病率就逐渐接近当地的美国人，这就是一个很好的例证。

（3）家族因素：较早的研究就已发现，前列腺癌的发生具有明显的家族聚集倾向，也就是说亲属中有患前列腺癌的人更易得前列腺癌。一个男性，若他的亲属中（如父兄）有一个得了前列腺癌，那么他得前列腺癌的概率将比普通人提高 2 倍，如果他的亲属中有 2 个以上发现前列腺癌，那么他患前列腺癌的概率较普通人要高 5 ～ 11 倍，而且亲属中患前列腺癌的年龄越小，他患前列腺癌的概率就越大。但需要指出的是，虽然前列腺癌的发生有明显的家族遗传因素，但前列腺癌并不是遗传性疾病，不会直接遗传给下一代。

（4）其他因素：饮食、生活习惯、性活动及肥胖等。

1）高脂肪饮食：其中肉类中的红肉影响最大，主要包括猪肉、牛肉、羊肉等，而白肉危险较小，主要包括鸡肉、鸭肉等禽类，鱼和奶类的脂肪影响也较小。国外研究者对 593 名男性饮食结构的调查显示，总摄入脂肪量最高的人群，其患前列腺癌的危险性升高 1 倍。维生素 D 和维生素 E 缺乏也是前列腺癌的危险因子。

2）性激素和性活动：性激素与前列腺癌的发生有着密切关系。正如前面所说，年龄是其高危因素，但归根结底还是与体内的性激素变化有关。睾丸切除者出现前列腺萎缩，不发生前列腺癌就是最有力的证据。随着年龄的增长，体内雌激素和雄激素及其比值均发生着变化，前列腺癌对雄激素非常有亲和力，如果阻断雄激素的分泌，就可延缓前列腺癌发展。雌激素在前列腺癌的发生和发展中所起的作用，尚不清楚。有研究表明性生活频繁，发生遗精较早者患前列腺癌的危险性较大等。离婚和丧偶者前列腺癌的病死率高于有配偶者。但这些观点均没有得到大家认可，尚有待继续研究。

如美国最近有一研究，对 29 342 位健康男性的 8 年跟踪调查结果：受访者平均每月射精 4 ～ 7 次，射精次数高于这个数字的人，并没有增加患前列腺癌的风险。相反，每月射精 13 ～ 20 次的受访者，前列腺癌的发生率反而降低了 14％ 和 33％。因此，研究者认为，性生活频率与前列腺癌发病率的关系，应以男性年龄为依据。

3）肥胖：越来越多的研究表明，肥胖者患前列腺癌的风险较大，具体原因尚不清楚。

 性生活过频会引起前列腺癌吗?

有研究表明前列腺癌的发生率与性生活频率有关。如 2002 年的统计分析结果，每周性生活超过 3 次会增加前列腺癌的发生，但近年来，也得出了相反的研究结果。但基于研究资料总体较少，前列腺癌与性生活频率的关系尚未定论。

 前列腺癌是如何分类的?

（1）组织学前列腺癌：前列腺由实质和间质两部分组成，而实质部分由大量的腺泡上皮细胞构成，当腺泡上皮细胞因基因的异常，出现大量无序的生长时，即可导致前列腺癌。此时患者往往无任何症状，即使做体检或做 MRI 也不能发现。这时的前列腺癌只能称为"组织学前列腺癌"。

（2）临床前列腺癌：随着病情的进展，组织学前列腺癌会不断发展，逐渐出现症状，此时的前列腺癌称为"临床前列腺癌"。

（3）其他分类方法：前列腺表面有一包膜，根据癌组织是否突破这层包膜，常把前列腺癌分为局限前列腺癌和进展前列腺癌。前者尚未突破前列腺包膜，后者已经是突破包膜。

前列腺癌相关问题

 前列腺癌有哪些临床表现?

> **案1** 王先生，73 岁，半年前出现右侧髋骨疼痛，未介意，近 1 个月疼痛加重，到某医院骨科就诊，经 X 线片检查未见明显异常。医生开了几天活血通络止痛的药物，服用没有效果。因其儿子在某研究机构从事药学研究，建议王先生做全面检查，包括一些癌性标志物，以查找病因。结果发现前列腺特异性抗原为 96 纳克／毫升，高度怀疑前列腺癌。指诊发现前列腺Ⅱ度增大，坚硬如石，表面凹凸不平，有结节，最后确诊为晚期前列腺癌，已经发生了骨转移。患者平常没有任何排尿困难症状，所以也就没有在意，没有专门到男科检查过前列腺。
>
> **案2** 张先生，71 岁，2010 年 10 月，以"尿频、尿急 2 年余"为主诉就诊。患者于 2 年前出现尿频，尤其是夜尿明显增多、尿急，没有治疗，近 1 个月症状加重，自用前列康无明显好转。前列腺指诊：前列腺Ⅰ度增大，表面光滑，质地正常，中央沟存在，双侧对称。经腹部 B 超提示：前列腺增生。但前列腺特异性抗原值较高为 34.2 纳克／毫升，一月后复查前列腺特异性抗原为 32.8 纳克／毫升，怀疑前列腺癌。经前列腺 MRI 检查，提示前列腺癌的可能，最后经前列腺穿刺活检诊断为早期前列腺癌。

案 1 中王先生虽然前列腺癌已经发生了骨转移，到了晚期，但患者平常没有任何不舒服症状，没有引起患者的重视。这就是前列腺癌的一个特点，非常擅长"潜伏"，它可以在体内与机体"和平共处"很长时间。但随着病情发展，肿瘤体积会增大，就会产生有关症状。

案 2 中的张先生，虽然有尿频、尿急症状，但并不是前列腺癌所特有，如果不进行前列腺特异性抗原和前列腺 MRI 等检查，就会出现误诊或漏诊。

从上面两个案例我们可以发现，前列腺癌非常善于"隐藏"，可以在相当长的一段时间内没有临床表现，这种前列腺癌医学上称为"潜伏性前列腺癌"。前列腺癌没有"标签"样症状表现，特别是早期前列腺癌没有症状，随着病情发展，患者可能会出现排尿困难和血尿等症状，这些症状，前列腺增生也可出现，出现症状时，多数患者已属中晚期。但狐狸再伪装也有露出尾巴的时候，如果出现下列症状的话，大家就要高度重视，应及早到医院诊治。

（1）排尿困难：前列腺癌早期，由于肿瘤体积较小，不会出现压迫尿道的症状，但随着肿瘤体积增大，前列腺癌形成的结节会压迫尿道，出现尿流变细、尿无力、排尿中断等排尿困难症状。

（2）出现血尿和血精：如果癌细胞侵犯后尿道或膀胱颈部，就会出现血尿。但这种血尿多表现为初始血尿，也就是说在刚排尿时出现血尿，中后段的尿液则正常。有少数患者也会出现排尿近结束时出现血尿，一般不会出现全程血尿。前列腺液和精囊腺液是精液的组成成分，所以癌细胞侵犯精囊腺，会出现血精。

（3）出现骨痛：临床研究资料发现，约有 90% 的晚期前列腺癌出现的最早症状，或者说首发症状是骨痛，通常发生在确诊的前几天甚至几个月。像我们前面的案 1，患者最早出现髋部疼痛。出现骨痛，表明前列腺癌的癌细胞已经进入骨头里了。前列腺癌易发生骨转移，这是前列腺癌非常重要的一个特征。骨转移的好发部位常见于椎骨，尤其是胸腰椎，其次是骨盆和肋骨，晚期还可发生于股骨、颅骨、胸骨等。骨转移导致骨质破坏和骨功能的损伤，结果就会出现顽固性疼痛，临床上以腰部、骶部和髋骨的疼痛多见；严重的骨破坏，可出现骨折；此外，因骨破坏可引起大量的钙释放进入血液，形成高钙血症。

（4）出现原因不明的全身乏力、低烧和贫血等症状：尽管这些症状并非前列腺癌所特有，但出现这些表现，要考虑到前列腺癌的可能，要进行相关检查，以尽早明确诊断。

（5）腿部肿胀或局部疼痛：腿部肿胀的原因可能是发生了淋巴结转移，淋巴结肿大压迫血管或造成淋巴管堵塞，引起下肢的血液和淋巴液回流不畅；腿部局部疼痛可能是因为癌灶侵犯局部的神经，出现疼痛。

 前列腺癌有哪些特点？

（1）前列腺癌的第一个特点就是"十分懒惰"，善于"隐藏"：大家知道，很多恶性肿瘤一旦确诊，就必须马上采取措施，否则肿瘤就会越来越大，病情就会越来越严重。而前列腺癌就比较特殊，生长比较慢，癌细胞或者癌组织可以和机体"和平共处"相当长一段时间，不对机体造成任何损伤，没有任何相关症状，表现比较"懒惰"，正如我们上面所说，这种前列腺癌医学上称为"潜伏性前列腺癌"。但癌毕竟是癌，是一只隐藏的狼，它贪婪吃人的本性不会改变，随着时间的推移，瘤体会逐渐增大，对人体的损害就会显现出来。从某种层面上说，潜伏前列腺癌发病率要远远高于临床性前列腺癌（已经出现症状的前列腺癌）。

前列腺癌尤其是潜伏性前列腺癌是否需要治疗，需要根据患者的身体状况、预期寿命、前列腺癌瘤体大小及癌细胞的分化程度等多方面综合考虑。有些前列腺癌根本不需要治疗，只需定期随访就可以了，也就是说前列腺癌不一定都要治疗。

（2）前列腺癌的第二个特点就是"爱吃雄激素"：前列腺癌的发生、发展需要"各种营养素"的供给，在这些营养素中雄激素是前列腺癌最爱吃的一种，如果中断供给，就会延缓或者抑制前列腺癌的发展。前列腺癌的这种特性称为激素依赖性。也是基于前列腺癌的这个特点，目前在所有恶性肿瘤中被认为是唯一一个即使到了癌症的晚期，仍然可以通过治疗获得理想效果的肿瘤。这种阻断雄激素治疗前列腺癌的方法，医学上称为"激素疗法"，这是前列腺癌非常重要的一种疗法，迄今在临床仍广泛使用。

（3）前列腺癌的第三个特点就是"比较顽固"：正如前面所说，因前列腺癌对雄激素有很强的依赖性和亲和性，临床上常用雄激素阻断疗法治疗前列腺癌，但有相当一部分患者通过抗雄激素治疗一段时间后，癌细胞慢慢适应了这种环境，结果前列腺癌对雄激素不再敏感，这种情况医学上称为"激素非依赖性前列腺癌"，如果发展到这个程度，目前尚无理想的控制办法，是激素难治性前列腺癌。也正是这个原因，前列腺癌要尽可能早发现、早诊断，及早采取根治性手术，否则前列腺癌早晚要发展为难治性前列腺癌。

 前列腺癌的"凶险"程度是相同的吗？

当然不是。正如前面所谈的"潜伏性前列腺癌"，相当长一段时间与人体"和平共处"，其"凶险"程度较低；也有的终身没有任何症状；但有的前列腺癌十分"凶险"，表现出高度侵袭，并很快发生转移，出现疼痛等转移症状，病情急转直下，可能会很快会危及生命。

前列腺癌的检查

 怎样才能早期发现前列腺癌？

早期前列腺癌可以通过手术达到"根除"的目的，由于目前人们对前列腺癌的认识不足，重视不够，很多患者就诊时已经到了前列腺癌的晚期，失去了"根除"治疗的最佳时机，预后不好。由此可见早发现、早诊断前列腺癌的重要性。那么怎样才能做到早期发现呢？我们认为需要医生和患者共同采取措施，具体如下：

（1）要加强有关前列腺癌知识的宣传和普及：让老年人牢记不管有无排尿异常症状，一定要定期到医院做前列腺的相关检查，50岁以上者至少每年检查一次。

（2）直肠指诊（DRE）：直肠指诊是早期发现前列腺癌的主要方法。前列腺位于直肠的前方，紧贴在直肠的前壁，通过指诊可以了解前列腺大小、形态、质地和有无结节等。正常情况下指诊可以摸到前列腺大小约 4 厘米 ×3 厘米，质地柔软，表面光滑，无结节，中央沟存在，两侧叶对称。如果发生前列腺癌，指诊可感到前列腺表面不光滑，有时可以摸到结节，质地较硬，有时硬如石头，中央沟消失。

（3）经直肠超声检查：经直肠超声检查能够较准确地判定前列腺体积大小、是否有结节，回声是否均匀等，在慢性前列腺炎和前列腺增生的诊断中具有重要地位。同样在前列腺癌的诊断中也具有非常大的临床价值。随着现代超声技术的发展和超声设备的普及，经直肠彩超检查临床上已广泛应用。经直肠超声检查能够发现早期前列腺癌的蛛丝马迹，如前列腺内的异常结节。经直肠超声检查，能够显示直径仅为 4.5 毫米的前列腺肿瘤。此外，通过这项检查，我们可以判断肿瘤的体积以及肿瘤有没有侵犯前列腺的包膜，有助于前列腺癌的临床分期和预后判断。直肠指诊和经直肠超声检查结合起来，可以优势互补，经直肠超声检查能够发现前列腺内较小的肿瘤或者说结节，由于其体积较小，直肠指诊很难摸到异常且指诊也只能摸到前列腺靠近直肠的一面，摸不到在前列腺深部的前列腺结节，但指诊能够比较准确地了解前列腺的硬度，有时尽管经直肠超声检查发现前列腺大小正常，但质地较硬，就要高度怀疑前列腺癌的可能。

（4）前列腺特异性抗原：迄今为止，前列腺特异性抗原是最为敏感的前列腺癌肿瘤标志物。尽管不是前列腺癌的特异性指标，但在前列腺癌的早期诊断中具有非常重要的价值。在正常人的血清中也能测出前列腺特异性抗原，但含量很小，一般范围为 0 ～ 4 纳克／毫升，超过这个数值，就要怀疑前列腺癌的可能。有一项研究显示，前列腺特异性抗原检查异常，在怀疑并最终确诊的 473 例前列腺癌患者中，有 40% 的患者经直肠指诊检查没有发现异常，由此可见前列腺特异性抗原在早期前列腺癌诊断中的重要性。近年来，因前列腺特异性抗原检查在临床的广泛使用，使相当多患者前列腺癌的诊断提早了 5 ～ 8 年，从而赢得了治疗的最佳时机，不仅挽救了患者生命，也延长了他们的寿命和改善了生活质量。

经直肠指诊、经直肠超声检查和前列腺特异性抗原检测，这三项检查被医学界称为早期诊断前列腺癌的"三大利器"，也有学者称之为"三大法宝"。三种检查方法综合使用，可以较早发现"潜伏"在前列腺内的癌细胞，从而为"根除"前列腺癌把握先机。

美国癌症协会现已推荐将这三项检查作为老年男性健康普查的基本项目。其中直肠指诊和前列腺特异性抗原检测作为"一线"检查方法，经直肠超声检查作为"二线"检查方法。对 50 岁以上的男性，每年都要做一次这两项检查，如发现异常应做进一步处理。虽然我国前列腺癌的普查工作还没有大规模开始，但是预计不久的将来将要开展，作为医生的我们，有责任、有义务尽可能做好早期前列腺癌的筛查工作。

 前列腺特异性抗原高于 4 纳克 / 毫升就是得了前列腺癌吗？

前面说过，前列腺特异性抗原是目前前列腺癌最为敏感的肿瘤标志物，大家也许会问：是否是前列腺特异性抗原超过 4 纳克 / 毫升，就是得了前列腺癌？回答是否定的。那究竟高到何种程度才能确诊前列腺癌呢？下面我们就给大家谈谈这个问题。

先了解一下前列腺特异性抗原究竟是一种什么东西。前列腺特异性抗原是一种单链糖蛋白，主要由前列腺中的一个位置（即前列腺管上皮细胞）产生，正常情况下产生后直接进入精液，它可以促进精液液化，利于精子运动而授精。在正常的前列腺组织中，由于其特殊的结构屏障，几乎所有的前列腺特异性抗原只能通过前列腺管腔进入精液，而不能进入人体血液。也正因如此，血液中的前列腺特异性抗原才会很低，仅是精液中前列腺特异性抗原的百万分之一。但是，当前列腺内出现肿瘤，使前列腺特殊的结构屏障遭到破坏，由于前列腺管腔中的前列腺特异性抗原浓度很高，即使屏障非常微小的损伤，前列腺特异性抗原也会泄露到血清中，导致血清中前列腺特异性抗原升高，这就是通过检测血清前列腺特异性抗原来诊断前列腺癌的原因了。健康男性血清前列腺特异性抗原为 0 ～ 4 纳克 / 毫升。如果前列腺特异性抗原在这个区间，患前列腺癌的风险就很小。

 前列腺特异性抗原在正常范围内就可排除前列腺癌吗？
什么是总前列腺特异性抗原的灰区？

从目前研究资料看，当前列腺特异性抗原大于 10 纳克／毫升，多数患者可以被诊断为前列腺癌。这时大家不禁要问：前列腺特异性抗原如果正常是否可以排除前列腺癌？或者前列腺特异性抗原在 4 ～ 10 纳克／毫升时对前列腺癌的诊断又有什么指导意义？有研究表明，尽管近 20％ 的前列腺癌患者因为肿瘤体积过小（小于 1 克）而出现前列腺特异性抗原正常的情况，但在前列腺特异性抗原大于 10 纳克／毫升的人群中 70％ 的患者被确诊患有前列腺癌；前列腺特异性抗原在 4 ～ 10 纳克／毫升的人群中，约有 25％ 是前列腺癌患者。因此临床上把前列腺特异性抗原在 4 ～ 10 纳克／毫升的区域，叫作总前列腺特异性抗原的"灰区"，这时医生很难做出患者是否得了前列腺癌的判定。但作为患者和医生绝不能放松警惕，要继续进行相关检查。

 如果患者的总前列腺特异性抗原处于灰区，下一步我们应该如何检查？

如果患者的总前列腺特异性抗原处于灰区，我们应该建议患者进行直肠指诊、经直肠前列腺超声检查以及前列腺 MRI 检查，必要时进行前列腺组织穿刺活检。

 哪些男性是前列腺癌筛查的重点对象？

从有关研究资料来看，以下 3 类男性人群应作为重点筛查对象。

（1）50 岁以上有下尿路症状的男性：如有尿频、尿急、排尿困难，或尿线细、尿等待、尿滴沥的患者，应常规前列腺特异性抗原和直肠指诊检查，必要时做经直肠超声检查。

（2）有临床体征或检查异常的男性：如腰腿痛或骨折，直肠指诊有异常如结节或质地硬如石，或前列腺超声或 MRI 检查，有异常表现，要进行总前列腺特异性抗原和游离前列腺特异性抗原检测，或骨扫描。

（3）有家族史的男性：研究资料表明，家族史或遗传因素与部分前列腺癌的发生有一定的相关性。因此，对于有前列腺癌家族史的男性人群，从 45 岁就应该定期检查。

 一般多长时间检查一次前列腺特异性抗原？

一般而言，对于 50 岁以上健康男性，1 年检查一次前列腺特异性抗原，但也有主张 2 年检查 1 次；还有专家建议：前列腺特异性抗原小于 2 纳克 / 毫升男性，可每 2 年检查 1 次；对于不小于 2 纳克 / 毫升的男性，应每年复查 1 次前列腺特异性抗原。

 FPSA、PSAD、PSAV 是什么意思？

FPSA、PSAD、PSAV 是近些年来科学家们在 PSA 基础上所研究的一些检查指标，是当 PSA 处于"灰区"时所要做的进一步检测项目。血液中的 PSA 有两种存在形式，多数 PSA 与血液中的某种蛋白结合，成为结合 PSA，我们通常查的 PSA 就是结合 PSA，也称为血清 TPSA；少部分 PSA 以游离的形式存在，称为 FPSA。现在一些有条件的医疗单位，常把二者作为常规项目同时检查。许多研究表明，正常人和前列腺增生患者血清中的 FPSA 水平较高，而前列腺癌患者中的 FPSA 水平较低。FPSA 是提高 PSA 水平处于"灰区"4 ～ 10 纳克 / 毫升的前列腺癌检出率的一个重要指标。

一般认为，当 TPSA 水平处于"灰区"时，如果 FPSA/TPSA 的比值大于 0.25，则发生前列腺癌的可能性就很小；如果小于 0.15（也有认为是 0.1），就要高度怀疑前列腺癌了。目前我国推荐的 FPSA/TPSA 比值是大于 0.16，在此范围内属于正常。

PSAD 指的是 PSA 的浓度，是 TPSA 与前列腺体积（cm^3）相除的结果。有人曾对 PSAD 做过系统研究，结果显示前列腺癌患者的 PSAD 平均为 0.58，而正常人的平均 PSAD 是 0.04。该研究指出当 PSA 处于"灰区"时，PSAD 可以作为判定前列腺癌的一个比较灵敏的指标。目前，临床上以 0.15 为参考值，如果大于 0.15，则怀疑前列腺癌，还需要进一步检查。

PSAV 是单位时间内 PSA 的增长量，也可以认为是血清 PSA 随时间变化的速度。研究显示，前列腺癌细胞较良性前列腺增生中的前列腺细胞生长速度快且能产生更多的 PSA。因此，前列腺癌患者的 PSA 增长速度与前列腺增生患者相比，要快得多，通过检测可以发现在某一段时间内 PSA 的升高量，从而为前列腺癌的诊断提供帮助。有人对大量资料进行回顾性统计，结果显示如果连续 3 次检查（每次检查至少间隔 12 个月以上）发现 PSA 以每年 0.75 纳克／毫升甚至更高的速度逐渐升高，那么几乎可以做出前列腺癌的诊断。PSAV 对 PSA 处于"灰区"时，对前列腺癌的判断是一个非常重要的指标，同时在与前列腺增生的鉴别上也很有参考价值。

 检查血清前列腺特异性抗原时患者需要注意哪些问题？

（1）要把近期服用药物情况告诉医生：一般来讲，检查之前吃饭或者喝水对血清前列腺特异性抗原没有影响，所以患者不用空腹或禁食。但有些药物对前列腺特异性抗原确有较大影响。譬如一些老年人经常服用的治疗前列腺增生的保列治（化学名：非那雄胺）可以影响前列腺特异性抗原的检测结果。研究表明如服用保列治超过半年以上，血清前列腺特异性抗原就可下降一半，因此在对前列腺特异性抗原的检测结果进行分析时一定要考虑这种干扰因素。目前认为用保列治治疗 1 年以上的前列腺增生患者，在分析血清前列腺特异性抗原时应将该数值加倍，例如当血清前列腺特异性抗原值为 3 纳克／毫升，评估时应按 6 纳克／毫升对待。

（2）排除对前列腺刺激的影响：大家知道，正常人血清前列腺特异性抗原是很低的，当前列腺内部阻挡前列腺特异性抗原的屏障受到损伤，前列腺特异性抗原就会增加。因此当前列腺受到某些机械性因素刺激时，前列腺特异性抗原的泄露就有可能升高，对我们正确评估前列腺特异性抗原的临床意义造成干扰。所以我们要尽可能避免这种不良刺激所造成的影响。

有些检查或操作术后，间隔多长时间检查前列腺特异性抗原好？关于这个问题，前面已有介绍，这里在重复一下。一般认为，在前列腺按摩后 1 周、直肠指诊、膀胱镜检查、导尿等操作 48 小时后；射精 24 小时后；前列腺穿刺活检和前列腺电切术 1 个月后再抽血检查前列腺特异性抗原。另外，大便秘结、发热等都会对前列腺特异性抗原造成一定程度的影响，所以患者要保持大便通畅，发热退去一段时间以后再查前列腺特异性抗原。

（3）不要频繁更换医院检查前列腺特异性抗原：正如上面所说，前列腺特异性抗原值与检测技术（目前检查方法有多种）、检测试剂（生产厂家不同，其质量也有差异）等密切相关，不同医院的检查结果肯定有差别，所以为了保证检查结果的准确性和可靠性，能够比较准确地把握随着时间延长前列腺特异性抗原的变化规律，建议患者不要频繁更换医院检查前列腺特异性抗原，最好在同一家医院检查。

 为什么要定期检查前列腺特异性抗原？

大家知道，前列腺癌是一种老年性恶性肿瘤，随着年龄的增长，发生前列腺癌的概率就高。今年检查前列腺特异性抗原不高，但不能保证明年也正常。由此可见前列腺特异性抗原必须定期检查，动态关注，利于老年男性早期发现前列腺癌。美国泌尿外科学会和美国临床肿瘤学会建议 50 岁以上男性每年要检查前列腺特异性抗原和直肠指诊。我国专家建议，对 50 岁以上有下尿路症状（如尿等待、尿线变细等）的男性要进行常规前列腺特异性抗原和前列腺直肠检查，对有前列腺癌家族史的男性人群，应从 45 岁开始定期检查和随访。对直肠指诊异常者、经直肠超声检查和 MRI 检查有异常以及有临床症状者，更应定期检查前列腺特异性抗原。

 CT 和 MRI 检查对前列腺癌的诊断哪个更好？

有些患者前列腺特异性抗原数值稍高，但直肠指诊和经直肠超声检查均没有发现前列腺异常，这时还要进一步检查，是做 CT 还是做 MRI 检查，患者非常困惑。一般来说，前列腺癌 CT 检查的主要目的是帮助肿瘤的临床分期，对肿瘤临近组织和器官的侵犯及盆腔内转移性肿大淋巴结，CT 的诊断敏感性和 MRI 相似。对于早期前列腺癌的诊断，MRI 要优于 CT 检查。MRI 对早期前列腺癌的诊断价值也高于经直肠前列腺超声。MRI 检查不仅能及早发现较小肿瘤，还可以显示前列腺包膜的完整性、是否侵犯前列腺周围组织及器官，MRI还可显示盆腔淋巴结受侵犯的情况及骨转移的病灶，对前列腺癌的临床分期具有重要指导价值。但MRI检查也有其局限性，在鉴别较大的前列腺增生、前列腺瘢痕、钙化的前列腺和前列腺结核等疾病方面并无优势，有时很难做出明确诊断。最终还是要做前列腺穿刺活检。

 什么是前列腺穿刺活检?

前列腺穿刺活检，就是使用一种穿刺针通过会阴或经直肠前壁，一般是对前列腺内的某个可能有问题的地方医学上称为"可疑病灶或者某结节"，进行穿刺以取得少量前列腺组织进行病理检查。随着现代医疗技术的发展，目前多采用高效精确的穿刺方法，即动态超声引导下经直肠活检枪前列腺穿刺活检。具体操作有两种情况：一种是经直肠超声或指诊发现可疑病灶，应在超声引导下行病灶穿刺；另一种是经直肠超声或指诊没有发现异常，仅有前列腺特异性抗原升高，可在超声引导下系统活检，就是将前列腺按部位平均分区，每区均穿刺取前列腺组织。该穿刺方法具有不用麻醉、定位准确，取材整齐，不易漏过生长在前列腺特殊部位的肿瘤等优点。患者做该项检查一般不会有太大痛苦。但对服用抗凝血功能药物者，有凝血功能障碍者或近期有前列腺炎症表现者等，应暂时不要做前列腺穿刺活检。

 为什么要做前列腺穿刺活检?

近些年来，随着筛查前列腺癌"三大利器"在临床的广泛应用，使前列腺癌的早期诊断率得以极大提升。但是前列腺癌的最终确诊，要依据前列腺组织中是否能查到癌细胞，因此，对于高度怀疑前列腺癌者就必须做前列腺穿刺活检，前列腺穿刺活检是诊断前列腺癌的"金标准"。另外，也只有通过前列腺穿刺活检，才能对前列腺癌的病理类型和病理分级（医学上有专门用于前列腺癌病理分级评分系统）做出科学评定，从而为治疗方案的制订和预后判定提供依据。也就是说同样是前列腺癌，其恶化程度是不同的，只有通过穿刺活检获得病理学依据，根据相应的评分才能确定。一般来说，评分越高，恶性程度就高。

 前列腺特异性抗原异常就要做前列腺穿刺活检吗？什么情况下需要做？

当然不是，是否需要穿刺活检，医生要根据前列腺特异抗原值、直肠指诊、经直肠彩超和前列腺 MRI 等检查情况综合分析后才能决定。为了使患者也能做到心中明白，现把目前医学界比较认可的必须要做前列腺穿刺活检的指征告诉大家，只要符合下列一种情况的就要做穿刺活检了。

☾ 直肠指诊发现结节，不管前列腺特异性抗原是否正常。

☾ 前列腺特异性抗原大于 10 纳克 / 毫升，不管游离 FPSA/TPSA 和 PSAD 是任何数值。

☾ 总前列腺特异性抗原处于"灰区"4 ～ 10 纳克 / 毫升，游离 FPSA/TPSA 和 PSAD 值异常。

☾ B 超发现前列腺低回声结节或 / 和 MRI 发现异常信号者，无论前列腺特异性抗原处于"灰区"即 4 ～ 10 纳克 / 毫升，还是正常前列腺特异性抗原值，或者 FPSA/TPSA 和 PSAD 正常，都要进行前列腺穿刺。

14 前列腺穿刺会使癌细胞扩散或肿瘤快速生长吗？

这是不少患者和家属担心的问题。他们把前列腺癌想象成了"马蜂窝"，担心如果捅了它，后果会很严重。其实，这种想法是错误的，担心也是多余的。有关前列腺癌穿刺后会不会引起癌细胞扩散，国外早有系统研究，他们应用最为精密的检测方法，对 400 例前列腺穿刺后的患者进行了血液检查，结果没有发现一例患者因为穿刺导致肿瘤细胞进入血液，这就表明前列腺穿刺引起癌细胞扩散、转移的概率几乎为零。迄今为止，没有任何证据能够证明前列腺穿刺可以引起癌细胞扩散或加速肿瘤生长。

15 对前列腺癌的诊断为什么要做同位素骨扫描？

前列腺癌最常见的远处转移部位是骨骼。同位素骨扫描对前列腺癌的早期转移灶具有较高的敏感性，多能做到早期发现，这有助于前列腺癌临床准确分期，从而为治疗方案的制订提供依据。

一般认为同位素骨扫描要比常规 X 线片提前 3 ～ 6 个月甚至 18 个月发现骨转移灶。以前认为前列腺特异性抗原小于 20 纳克／毫升的前列腺癌患者发生骨转移者较少，但近年来研究发现部分患者的前列腺特异性抗原虽然较低，可是骨扫描或其他检查发现了骨转移病灶。因此现在许多医疗机构对于确诊的前列腺癌患者，均建议作全身骨扫描检查，尤其对准备采取前列腺癌根治性手术的患者，若一旦发现骨转移，根治性切除术是不能做的。另外，对前列腺癌骨骼转移患者在经过治疗后，也应该在医生的指导下定期复查骨扫描，以判定治疗效果的好坏。对前列腺癌根治术后的患者，一旦发现前列腺特异性抗原升高等情况，也要做该项检查，以了解病情的进展状况。但需要说明的是，尽管骨扫描对病灶有较高的敏感性，但其特异性差，也就是说如果显示单个病灶或者两个病灶，很难断定是骨骼自身的病变，还是癌症的转移灶，需要进一步检查明确诊断。

16 前列腺癌一旦确诊需要马上治疗吗?

有一位患者，78 岁，2009 年 6 月在一次健康体格检查中发现前列腺癌，家里人非常紧张，咨询我该如何治疗。老人平常没有排尿异常症状，前列腺特异性抗原两次检查均在 12 纳克／毫升左右，前列腺 MRI 检查提示前列腺内有一个较小的病灶，又结合前列腺活检的病理分期，平素老人患有严重的冠心病和高血压，综合分析，我建议不必采取治疗措施，密切关注，定期检查就行了。开始家属还不能接受，最后子女们又带着各种检查单到北京咨询了有关专家，处理意见一样，心里也就踏实了。前几日患者又做了相关检查，病情稳定。

为什么家属开始不能接受我的建议呢？因为他们对癌症的认识与其他人一样，认为癌细胞生长扩散非常快，一旦发现就必须采取治疗措施，否则后果很严重。但是前列腺癌与其他恶性肿瘤相比有所不同，它的一个最大特点就是"比较懒惰"，一般而言，前列腺癌癌细胞的生长、扩散比较慢，它可以在较长时间内与人体"和平共处"，不给人体找"麻烦"。国外有学者曾经对尸检的前列腺进行研究，发现有些前列腺里有癌细胞，但这些人在生前却没有前列腺癌的相关症状。也有学者报道了 110 例早期前列腺癌患者，他们由于各种原因没有采取任何治愈性的治疗（如前列腺根除术或放疗），经过 15 年的随访，只有 60% 的患者最终死于前列腺癌，而其余 40% 的患者死于糖尿病、冠心病等。另一项研究调查了 560 例通过前列腺癌根治术治疗的早期患者，结果表明其中高分化的患者并没有因为切除了前列腺癌而延长生命。我们的长期临床观察也证明，有相当一部分早期前列腺癌患者不做任何治疗，病情并没有进展。因此医学家们提出了对一部分早期患者可以不采取任何治疗措施，只需密切随访，定期检查，及时了解病情变化就可以了，有学者把这种措施叫作"待机处理"。

有人要问，何种情况下的早期前列腺癌不必治疗或必须治疗呢？这就要根据前列腺癌的临床分期、病理分化程度、患者的身体状况、家庭经济状况及患者的预期寿命等综合分析，全面考虑后决定。一般认为，专用的前列腺癌病理评分（常用 Gleason）2 ～ 4 分的偶发癌（经尿道前列腺电切术或前列腺增生的摘除术中的病理组织中发现癌细胞），临床分期为 T_{1a} 期的高分化前列腺癌，不管年龄如何都可以暂时不采取治疗措施。但对这些患者也不能掉以轻心，要密切关注，如果观察到病情进展较快，要及时治疗。主张患者每 3 个月至半年到医院进行一次全面检查，以便及时调整对策。另外，患者的年龄问题对是否采取治疗也有很重要的参考价值。研究发现，年龄小于 65 岁的患者如果不治疗，大部分患者最终将因前列腺癌而死亡。所以，对于年龄小于 70 岁，预期生存期大于 10 年的局限性前列腺癌患者，应彻底治疗。而对于身体状况不佳，伴有严重心脑血管等系统疾病，且预期生存期小于 10 年的早期前列腺癌患者，多数不必采取治疗措施。

前列腺癌的治疗

 前列腺癌的治疗方法有哪些？

随着现代医疗技术的发展，用于治疗前列腺癌的方法也不断得以改进和创新。对于一些患者，一些非手术疗法同样可以获得与手术疗法相当的效果，这些治疗方法主要包括以下几种：

（1）观察等待治疗：就是密切观察前列腺癌的病情变化，在出现病变进展或临床症状明显时再采取相应的治疗措施。主要适用于肿瘤分期较低，分化较好者，患者年龄较大或预期寿命较短的患者。

（2）前列腺癌根治性手术：主要适用于早期或者部分中期前列腺癌患者，这是达到治愈效果的主要方法。统计资料表明，早期前列腺癌通过手术根治后，10年的存活率高达90％。主要包括传统的经会阴或经耻骨后以及腹腔镜前列腺癌根治术。

（3）前列腺癌的放疗：即前列腺癌的外放射治疗。是指放射源位于体外一定距离集中照射身体某一部位，对前列腺癌患者这些部位主要包括前列腺区、膀胱、后尿道及盆腔淋巴结的位置。主要用于晚期前列腺癌的治疗。

（4）前列腺癌近距离照射治疗：就是把放射性的粒子植入前列腺内来杀灭肿瘤细胞的方法，该疗法在国外应用较成熟。适用于早期前列腺癌或肿瘤恶化程度较低的患者。

（5）前列腺癌内分泌治疗：包括去势治疗和雄激素阻断治疗。其中去势治疗又包括手术去势（切除双侧睾丸）和药物去势（常用的有注射用醋酸亮丙瑞林微球、醋酸戈舍瑞林缓释植入剂）。去势联合抗雄激素药物疗法，即所谓的"全雄阻断"疗法能够最大限度地阻断雄激素，是目前最常用也是效果最好的内分泌治疗方法。适用于前列腺癌晚期或早中期，或由于其他原因不能采取根治术以及根治术后复发的患者。

 局限前列腺癌的治疗方法主要有哪些？

治疗方法主要包括主动监测、手术治疗和放射治疗（外放射和近距离照射）及等待观察（如前所述，暂不治疗）。综合相关研究报告，目前对于预期寿命大于10年的低危局限前列腺癌，推荐的治疗方式依次为：根治性前列腺切除术、根治性放射治疗和主动监测。

局限前列腺癌治疗方法的适宜人群、优势和不足有哪些?

（1）主动监测：适宜人群为极低危患者，可以经常复查；不适宜中危和高危及年龄小于60岁患者，无条件经常复查。优势：无不良反应，进展风险低。不足是肿瘤可能存在扩散或转移的风险。

（2）手术治疗：适宜人群为低危或中危患者，年龄小于75岁，身体良好。不适宜高危人群，进展性前列腺癌，身体状况差者。优势，可以达到根治目的。不足是创伤大、术后并发症如尿失禁、勃起障碍等发生率高。

（3）放射治疗（内照射）：适宜人群为极低危，或中危患者，年轻患者，无排尿异常症状者；不适宜中危或高危患者，前列腺较大，曾做过前列腺手术。优势为创伤小，住院时间短；不足是术后2个月内放射粒子对周围人有辐射作用，容易发生排尿异常问题。

（4）放射治疗（外放射）：适宜人群为低危、中危及高危患者；不适宜人群合并胃肠道疾病者。优势是无创，发生尿失禁等并发症的概率较低，可以达到根治目的。不足是治疗周期长（6至9周）肠道并发症较多。

 什么是前列腺癌的根治术? 在何种情况下可以采取该疗法?

所谓前列腺癌根治术就是通过开刀切除前列腺，将隐藏在前列腺内部的癌细胞彻底清除的一种手术治疗方法，医学上又称"根治性前列腺切除术"，这是治疗前列腺癌的经典疗法，迄今应用已有100多年，技术非常成熟。随着现代诊疗器械和手术水平的提高，近些年来又开展了通过腹腔镜来切除前列腺以治疗前列腺癌的微创手术。对于符合以下情况者可以采取根治性前列腺切除术，医学上叫作"手术适应证"。

前列腺癌的临床分期为早期，即器官局限性前列腺癌，没有淋巴结和骨骼转移。但大家一定要清楚，前列腺癌除了临床分期之外，还有病理分期，二者是不一样的。临床分期是手术前根据前列腺穿刺活检结果，结合前列腺MRI或CT、全身骨扫描、前列腺特异性抗原值综合分析而确定的。其意义在于指导治疗方式的选择，其准确性不如病理分期，而病理分期是通过手术后获得的前列腺组织标本，观察前列腺癌的浸润范围或淋巴结的转移情况来确定的。它对前列腺癌的未来结局具有更重要的参考价值。

患者的预期生存期大于15年。因为一旦前列腺癌发生转移，就达不到彻底根除前列腺内的肿瘤，手术不能很好地切除转移到其他组织的病灶，这些癌细胞还会对生命造成极大威胁。如果患者的预期生存期只有10年或者更短，即使做了前列腺根治术，也不能通过这种手术获得好处，因为这些患者即便不手术，也有可能在10年之内死于其他疾病，而非死于前列腺癌。

 前列腺癌根治术后何时来医院复查？

目前，随着社会各级机构对前列腺癌健康教育的开展和筛查早期前列腺癌"三种利器"的广泛临床应用，确诊的早期前列腺癌患者越来越多，采取根治性前列腺切除术的患者也不断在增加。但由于有些患者在手术前已经发生了很小的转移病灶，只是我们没有发现罢了。为了以防万一，即使进行了早期前列腺癌根治术的患者也要定期复查，切不可认为手术切除了就万事大吉了。

如果根治性前列腺癌手术成功，一般来说，6周后应该检测不到前列腺特异性抗原。术后，因为血液内残存的前列腺特异性抗原存在清除期，所以最好在术后6周至3个月复查前列腺特异性抗原。目前，国内的标准是，连续2次前列腺特异性抗原水平超过0.2纳克／毫升，则提示前列腺癌生化复发。

也有规定，前列腺癌根治术后半年内每月进行1次前列腺特异性抗原检查，2年内每3个月复查1次前列腺特异性抗原，手术3年后，每半年复查1次，如果前列腺特异性抗原稳定在很低水平（小于0.4～0.6纳克／毫升），可以适当延长前列腺特异性抗原复查的间隔时间，如果出现上升就要缩短复查间隔时间，必要时积极治疗。

 前列腺癌发生远处转移有哪些表现？

所谓远处转移是指超过前列腺区域，癌细胞破坏远处器官，并出现相关症状。其中，最常见的转移器官是骨骼。远处转移常见症状有：

（1）骨痛：全身任何一个位置都可出现，甚至出现骨折（多见于下肢）。疼痛特点多为局限性、间断发展，逐渐加重，经过数周至数月后，可呈现剧烈疼痛，夜间尤甚。

（2）不明原因消瘦：可见体重减轻、贫血。

（3）下肢水肿：下肢出现不明原因水肿，因为淋巴管受到癌细胞侵袭阻塞致使下肢组织液回流不畅所致。

在临床上对有以上不明原因症状的老年男性，即使没有泌尿系症状，也要考虑到前列腺癌的可能。一般来说，通过前列腺特异性抗原检测、全身骨扫描、X射线、CT、MRI等辅助检查，一般即可明确诊断。如果前列腺特异性抗原大于20纳克／毫升，则提示发生骨转移的可能性较大。

 拍X片提示未见明显异常，就表明骨骼没有损伤吗？

案　刘先生，75岁，右侧大腿部疼痛近3个月，且疼痛逐渐加重，拍X线片检查未见骨骼明显异常，原因不明，采用中西药物、理疗等效果不明显。患者无明显泌尿系症状，如尿频、尿急和排尿困难等症状。我们建议患者尽快进行前列腺特异性抗原检测、前列腺MRI检查、全身骨扫描等。最后确诊为晚期前列腺癌。这个疼痛的原因就是癌细胞转移导致骨损伤的结果。

由此可见，X线片检查正常，并不代表骨骼没有损伤，遇到这种情况，我们要考虑到前列腺癌的可能，从而进行相应的检查，除了进行前列腺特异性抗原等检查外，一定要进行全身的骨扫描检查，因为全身骨扫描比常规X线片提前3～6个月发现骨转移，甚至更长时间。

 如何判断是否出现了前列腺癌根治术后尿失禁？

前列腺癌根治术在拔除尿管后短时期内会有不同程度的尿失禁。一般而言，术后 3 个月可自控尿者达 44.1%，6 个月为 74.7%，12 个月之后可自控者可达 83.8%。如果 1 年后患者仍然不能自控排尿者，就可以诊断为"术后尿失禁"，这时就要积极治疗了。当然，术后尿失禁的发生率，与不同的手术方法、手术者的技巧及患者适应证的选择等，均有一定关系。

 提肛训练对尿失禁的恢复有作用吗？如何做？

当然有作用。可以在医生和护士的培训下进行提肛训练（又称盆底肌训练），经过这样的锻炼，绝大多数患者可以恢复正常。

具体方法为：会阴、肛门、腹部随吸气同时收缩，然后屏住呼吸，每天早中晚至少做 3 次以上，每次做提肛、提腹、提会阴至少 30 个以上，每次持续收缩 10 秒以上。

 中医对前列腺癌是如何认识的？

前列腺癌是现代医学名称，中医无此病名，但根据前列腺癌不同临床阶段的表现，可属于"淋证或血淋""癃闭"等范畴。中医学认为肝肾亏虚是该病发生的根本原因，败精瘀浊不化、痰湿凝结是该病发生的外在因素。年过半百，肾气亏虚，而有赖于肾气产生、充盛的天癸（相当于现代医学所说的激素），也会衰弱，肾水不足不能涵养肝木，引起虚火内生，灼炼津液为痰，久而久之痰浊凝结。或饮食不节，嗜食肥甘、辛辣，热毒内生，或房事不节，忍精不射，败精瘀浊黏结于腺体，从而导致本病的发生。在疾病的发展过程中，可以出现湿热、痰浊、瘀血等病理性产物，人体的抵抗力也会由强逐渐变弱，出现中医上所说的脾肾阳虚、气血亏虚或阴虚火旺等表现。

 中医治疗前列腺癌有哪些优势？

现代医学在前列腺癌的治疗方面，具有对瘤体或癌细胞针对性强，杀伤力大等优点，但不管是手术或者放疗、化疗，都会对身体造成损伤，放疗、化疗在杀死癌细胞的同时，也对正常细胞有一定的杀伤，这样势必导致机体抵抗力的下降，不利于前列腺癌患者的康复和生活质量的提高。如能根据患者病情，同时配合中医疗法，往往能够获得更为满意的疗效。中医疗法具有如下优点：

（1）治疗的整体观：辨证论治是（相当于现代医学的个体化治疗）中医治病的核心，它不仅考虑癌症本身，更是从人的整体出发，对患者的脏腑、气血阴阳等状况综合分析，从而采取治疗方案。通过调理能够纠正机体某些器官或组织失调的功能，可以消除肿瘤的复发因素，减少转移的机会。

（2）具有减毒增效作用：手术、放疗、化疗和雄激素阻断疗法是目前治疗前列腺癌常用的方法。术后配合中医疗法，可加快患者的康复。在前列腺癌患者放疗、化疗的同时或化疗后配合健脾和胃、益气生血、补益肝肾、软坚化瘀等中药，可以较好地缓解放疗、化疗的毒副作用，从而提高放疗、化疗效果。这一观点已经被大多数医生所认同。

（3）在对激素非依赖性前列腺癌的治疗方面将大有作为：大家知道前列腺癌除了"懒惰"以外，还有一个"爱吃雄激素"的特性，对雄激素特有"亲和力"，正是依据这个特点临床上采用雄激素阻断疗法治疗前列腺癌，尤其是晚期前列腺癌，获得了理想效果。但是这种癌细胞的适应能力很强，随着激素阻断疗法的使用，有部分患者将不会再有疗效，这种情况医学上称为"激素非依赖性前列腺癌"，对这种情况目前尚无较好办法，无法控制病情发展。但值得高兴的是，中医药在这方面的研究取得了良好进展，为不少晚期前列腺癌患者带来了福音。据有关资料报道，从中国引进、美国开发的一种代号为 PC-SPES 的治疗前列腺癌的药物，1995 年获美国专利，1996 年以食品添加剂的形式投放美国市场，现已广泛被美国前列腺癌患者所接受，并取得了较好效果，这种药物尚未进入我国。该药主要由黄芪、大青叶、菊花、灵芝、冬凌草和甘草组成。据分析，该药物具有对抗前列腺癌的作用、植物雌激素样作用和免疫增强作用等多种生理活性，这也证实了中药抗癌是通过多途径、多环节和多靶点等综合作用的结果。我国学者采用从中药鸦胆子中提取出来的"鸦胆子油乳"，实验研究这种药物具有抗肿瘤功能和免疫增强作用。临床上采用前列腺腺体内直接注射疗法或静脉给药，取得了一定效果。

前列腺癌的预防与康复

 如何预防前列腺癌的发生？

年龄、种族和家族史是前列腺癌发生的三大相关因素，已得到医学界的广泛认可。虽然我们不能对这三大因素进行调控，以预防前列腺癌的发生，但是如能在日常生活中注意以下几点，也可避免或减缓前列腺癌的发生。

（1）控制高脂饮食：研究表明脂肪性食物摄入过多是引起前列腺癌危险因素之一——其中红肉类如猪肉、牛肉等，危险性最大，而来源于鱼和奶制品的脂肪危险较小，且大豆蛋白类的饮食会减少其发病率。目前认为在饮食总热量中脂肪所占的比率在 20% 以下较为理想。

（2）每天坚持吃些花生、豆制品等含有天然雌激素的食物：一项对瑞典男性进行的调查表明，经常食用豆类食品可以大幅降低患前列腺癌的概率。日常生活中我们吃的许多食品中均含有天然雌激素，如大豆、花生、瓜子、草莓、新鲜蔬菜和水果等。在食用豆类食品较多的亚洲地区，前列腺癌的发病率远远低于欧美国家就是较好的例证。

（3）适当补充维生素 E 和维生素 D：有研究表明，每天口服维生素 E 50 毫克达 5～8 年之久的人发生有症状性前列腺癌者比未服维生素 E 者减少 32%，且服用维生素 E 组前列腺癌的死亡率也较对照组低 41%。推测维生素 E 是脂溶性抗氧化剂，能捕捉机体过多的"杀手"——氧自由基，从而减轻对前列腺细胞膜及基因的损伤，可以阻止或延缓前列腺癌的发生。因此建议中老年男性平时多吃些富含维生素 E 的食物，如坚果类（葵瓜子、核桃、松子、南瓜子、榛子等）、小麦胚粉、豆腐皮、橄榄油、豆油、玉米油、米糠油、芝麻油、马齿苋等。必要时坚持每天补充天然维生素 E 50 毫克或 100 毫克。要经常参加一些户外活动，多晒太阳利于机体自身合成维生素 D。但也有研究表明，服用维生素 E 对前列腺癌没有预防作用。

（4）适当补充微量元素硒：最近有项研究，他们对 34 000 多名 40～75

岁的男性测其硒摄入量，发现高硒摄入者较低硒摄入者患前列腺癌的风险显著降低。近年来研究也表明，硒缺乏与癌症的发生有密切关系。因此，中老年男性平常须要注意吃些富含硒的食物，如蛏子、青鲇鱼、海虾、鸡肉、马鲛鱼、鳝鱼、烤麸、油面筋等，必要时可补充含有硒的某些保健品。但也有研究提示，补硒对前列腺癌的发生没有预防作用。

（5）适度喝绿茶：亚洲人前列腺癌的发病率低，可能与他们更喜欢喝茶有关，尤其是绿茶，因为绿茶中含有黄酮醇，而黄酮醇对癌细胞有抑制作用。

（6）坚持运动：现在越来越多的研究表明，肥胖易得前列腺癌，当然这可能与脂肪过多有关。但不管怎样，每日坚持运动，将体重控制在标准体重以下，这不仅消耗掉过多脂肪，也可以增强体质，提高患者的免疫力。

（7）做到性生活有度：尽管性生活的频率与发生前列腺癌的关联性还有争议，但我们认为，把握好性生活的"度"十分重要，做到量力而行，顺其自然，既不纵欲，也不禁欲。这对预防前列腺癌发生有一定帮助。

 前列腺癌患者如何配合食疗促进康复？

对前列腺癌患者在进行手术，或放疗、化疗的同时，如能在医生的指导下辨证使用食疗方法，可以达到扶正祛邪，增强患者抵抗力的效果，使手术患者尽快康复，将放疗、化疗的副作用降到最低，从而最大限度地延长患者的生存时间，提高患者的生活质量。前列腺癌常用的食疗方有：

（1）补益肝肾方：山药15克，山茱萸9克，女贞子15克，龟板30克，槐蕈6克，瘦猪肉60克。前5味煎汤去渣，加瘦肉煮熟服食，每日1剂。具有补养肝肾阴精的功效。主要用于肝肾阴虚型前列腺癌。症见腰膝酸软，头晕耳鸣，心烦，舌红，少苔，脉细数。

（2）养阴解毒汤：生地黄15克，墨旱莲15克，山药15克，白花蛇舌草30克，草河车30克，蔗糖适量。前5味药煎水去渣，兑入适量蔗糖冲服，每天1剂，连服20～30剂为1个疗程。具有补肝肾、解热毒的功效。适应证同上。

（3）清利湿热汤：炒车前子 10 克,韭菜子 6 克,核桃仁 3 个,薏苡仁 30 克。韭菜子炒黄与核桃仁、薏苡仁、炒车前子加水煮成粥，待温饮服。每天 1 剂。连服 10～15 天。具有清利湿热的功效。主要用于湿热蕴滞型前列腺癌。症见身困乏力，小便黄，舌苔黄腻，脉濡数。

（4）益气养血汤：当归、黄芪各 30 克，羊肉 250 克，生姜 15 克。将羊肉洗净切块，当归、黄芪用布包好，同放砂锅内加水适量炖至烂熟，去药渣调味服食。每天 1 次，连服 4～5 天。具有益气养血的功效。主要用于气血亏虚、肾阳虚型前列腺癌。症见神疲乏力，精神不振，面色黄，少气懒言，气短。舌淡苔白，脉细弱。

（5）槐树菌茶：槐树菌适量。用槐树菌 6～10 克水煎服，每天 1 剂。可以长期服用。

（6）鱼鳔河车汤：黄花鱼鳔适量，党参 9 克，北黄芪 15 克，紫河车适量。黄花鱼鳔、紫河车用香油炸酥，研成细末，每次 6 克，用北黄芪、党参煎汤冲服，每天 3 次，连续服用。